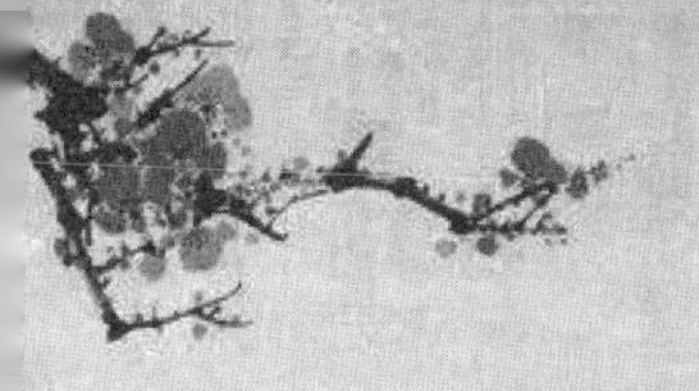

中医二十年临证感悟

贺阳稳　包龙飞　著

汕頭大學出版社

图书在版编目（CIP）数据

中医二十年临证感悟 / 贺阳稳，包龙飞著. -- 汕头：汕头大学出版社，2021.8
ISBN 978-7-5658-4452-2

Ⅰ. ①中… Ⅱ. ①贺… ②包… Ⅲ. ①中医临床—经验—中国—现代 Ⅳ. ①R249.7

中国版本图书馆CIP数据核字(2021)第176714号

中医二十年临证感悟
ZHONGYI ERSHINIAN LINZHENG GANWU

作　　者：贺阳稳　包龙飞
责任编辑：郭　炜
责任技编：黄东生
封面设计：芝　一
出版发行：汕头大学出版社
　　　　　广东省汕头市大学路243号汕头大学校园内　邮政编码：515063
电　　话：0754-82904613
印　　刷：三河市嵩川印刷有限公司
开　　本：880mm×1230 mm　1/32
印　　张：4
字　　数：126 千字
版　　次：2021 年 8 月第 1 版
印　　次：2022 年 1 月第 1 次印刷
定　　价：68.00 元
ISBN 978-7-5658-4452-2

前　言

中医学历史悠久，根源深厚，具有较强的中国古代文化基础，同时也属于自然科学范畴，是中国人民长期同疾病作斗争的极为丰富的经验总结，它不仅为中国人民的保健事业和世界医学的发展做出了巨大贡献，而且又深刻影响和促进了中国传统文化的发展。直到现在它仍在有效地指导临床医疗实践，为人类保健和现代医学发展做着巨大贡献。

中医学作为一门有着两千多年悠久历史的传统医学科学，能够经久不衰，这在自然科学史上是一个奇迹。中医学不仅在我国的防病治病中，发挥着与现代医学几乎同等地位的重要作用，而且随着时代的发展，人们对现代医学的反思和对回归自然的崇尚，在全球范围内正在被重新认识和定义。以中医学为代表的传统医学，不仅在亚洲和欧洲等地区，近年来在美国等现代医学最为发达的国家也被认同为“补充和替代医学”纳入正规的医学体系，造福于各国人民。

中医学是经过2000多年临床实践检验、过滤、沉淀的知识经验的集成，其中值得发掘整理的东西非常之多。中医学的优势在于其独特的理论体系和在这个理论体系指导下的经历数千年考验的确切疗效。尤其是许多现代医学难治性疾病、原因未明疾病、体质性疾病以及身心性疾病方面，具有独特的优势。随着社会的发展，疾病谱不断变化，上述疾病的发生率在不断上升，因此了解和掌握中医学的基础知识，对于医学院校各专业的学生变得尤为迫切。尽管西医院校的学生毕业后很少专门从事中医工作，但是掌握一定的中医基础和中医技能，无疑可以丰富临床诊疗手段，提高临床疗效。同时，中医学中的整体观念和辨证论治等传统医学文化思想，也可以丰富和完善学生们的思维模式。在学科交叉点上的研究也比较容易出成果，所以对于那些毕业后立志从事医学研究或出国深造的学生，中医学的学习显得尤为重要。

鉴于此，笔者撰写了《中医二十年临证感悟》一书。本书共有六章。第一章阐述了中医医学原理与发展，第二章论述了中医呼吸系统临证与治疗，第三章至第五章相继论述了中医消化系统临证与治疗、中医神经系统临证与治疗、中医五官系统临证与治疗。第六章论述了中医临证治疗的现代化创新。

2017年国家出台了中医药法，这说明中医药的发展已上升到了法律层面，这对于每一位学习中医和从事中医工作的人来说都是一件值得庆幸的事。但中医的生存和发展状况却不容乐观，中医西化的问题也越来越严重，不少中医大师也对中医的现状深表忧虑。即使在各级中医医院，治病都是以西医为主，不少中医临床医师没有用心去刻苦学习中医，不知道中医的优势在哪里，不能做到博采众长，故中医功底不牢，辨证论治的水平不高，无法做到理法方药的有机统一，临床效果可想而知。这些年全国中医药院校都在扩招学生，但大学里真正能做到中医理论与临床实践相结合的教师并不多，在师资力量上问题明显，老师无法做到传道授业解惑；并且学生都在花大量时间去学习用处不大的英语，这就直接导致学生毕业后因中医基础太差而无法用中医去治好患者的疾病，这是中医药发展中不可忽视的严重问题。

笔者刻苦学习中医已满二十七载，从事中医临床工作已二十年有余，用自己所学到的中医药知识为患者解除了不少的痛苦。自知才疏学浅，从没奢望能出一本属于自己的专著。但在多年的中医临床工作中，治愈过不少的病人，其中也包括一些疑难病患者，只想把自己临床中的成功经验与同行分享一下。因为自身水平有限，书中难免出现不当之处，敬请读者给予指正，以帮助笔者进一步提高临床解决问题的能力。

贺阳稳

2021 年 7 月

目　　录

第一章　中医医学原理与发展

第一节　中医学概述

一、中医学的概念

中医学是自然科学与社会科学的交叉产物。一般认为，科学可分成两大类，即自然科学和社会科学。中医学与两者都有极其密切的关系。

自然科学是研究自然界物质本源以及物质运动、变化、发展的规律。中医学研究的对象是人，人是生物个体及其组成的群体，是自然界物质演化的最高产物。中医学探讨人的生、长、壮、老、已规律，研究各种生理活动的奥秘和病理变化的机理，寻找防治疾病的措施。对生命、健康、疾病等一系列问题的深入研究，是中医学探索的主题。因此，中医学具有明显的自然科学属性。此外，中医学还研究人与气候、物候、天文、历法，人与生态环境、居住条件等方面的关系。中药学集植物学、动物学、矿物学之大成，实属生物学、化学等科学。这些都体现出中医学自然科学属性的一个方面。

社会科学是研究人类社会发展变化规律的学科。人是社会的主体，具有思维、意识。不同的社会制度、社会环境，给人以不同的影响，生活在一定社会环境中的每个人，由于其社会背景、社会地位、生活物质条件不同会表现出心理、生理、体质等方面的差异，从而形成一系列医学问题。比如，不良的社会制度和风俗，往往是某种疾病的根源。人人都在社会中担任一定“角色”，社会“角色”的转变，复杂的人际关系能引起一些身心疾病，从中可以看出中医学明显的社会科学属性。

综上所述，可以看出中医学是自然科学与社会科学的交叉产物。20世纪70年代，恩格尔（G.L.Engel）提出“生物—心理—社会医学模式”，对医学的发展起到了巨大的推动作用，而中医学的先哲先贤的辨证思维和恩格尔的学说有着惊人的暗合之处。

二、中医学的特点

中医学具有基础学科和应用学科的双重特点。

自然科学一般可分为基础学科和应用学科两大类。基础学科的任务是探索物质的本原、本质，着眼于揭示物质生成、运动、变化的基本规律；应用学科则是以基础学科研究所获得的成果为理论指导，运用具体方法，以解决实际问题。

中医学在数千年的发展过程中，一开始就对生命、健康、疾病的奥妙进行了探索研究，如在《内经》中，已很精辟地论述了生命形成过程。较系统地阐述了人体形态结构及其相互关系；生命活动与自然界的关系；各脏腑、器官的基本生理功能和病理表现；疾病的病因、病机变化规律；疾病的治疗原则；等等。通过对这些最基本的，同时也是最根本问题的研究，逐渐形成了中医独具特色的理论体系。这些都带有基础学科特征。

千百年来，中医学应用其基础理论有效地指导着临床实践，在内、外、妇、儿、针灸等各科解决了许多实际问题。由于历代名医辈出，及时总结经验，阐述新观点，建立新理论，研制新方剂，创造新疗法，使中医不仅能解决常见病、多发病，还治愈了许多疑难痼疾，疗效十分显著。

此外，中医学在原来基础上不断分化，不断发展，乃至学术交叉、边缘融合，又出现了许多新学科，如在预防医学、法医学、食疗营养学、养生学、医疗体育等方面，成绩斐然，作用突出。

总之，中医学具有基础学科与应用学科的双重特点，是理论与实践水乳交融、互相渗透的结果。

三、中医学的结构体系

（一）元气论是中医理论体系的哲学基础

元气论作为一种自然观贯穿于中医理论体系的各个方面，如用于说明生命过程的物质性和运动性，说明人体的整体性和联系性，解释人体各种生理、病理现象等，它是中医学的哲学基础。

（二）阴阳五行学说是中医理论体系的方法论

阴阳学说是人们认识自然、解释自然的方法论，具有高度的概括性和思辨性，以阴阳两分法进行说理，阐明人体的形态结构、生理功能、病理现象，分析致病因素及抗病能力，划分中药属性等。生命的物质性、运动性、联系性都能用阴阳双方既对立又统一的关系来说明。

五行学说是以构成物质世界的五种基本元素的属性特征及彼此间生克制化规律，援物比类、演绎推理，来说明人体的形态结构、生理功能和病理现象并指导疾病的诊断治疗。

（三）脏腑经络理论是中医理论体系的核心

医学研究的对象是人。人在医学概念中具备以下三个特征：

一是人的生物学概念，即人是具有生命的有机体；二是社会学概念，即人在一定社会中生活，每个人都在社会上扮演一定角色；三是心理学概念，即人不同于一般动物，有高度发达的智慧，有思维、心理活动，是“万物之灵”。人的这三种特征，经常处于发展变化当中，时常影响着人的生理功能和病理过程。

中医学通过长期的临床观察及深入的研究发现，这些生理功能改变和病理现象反映的最本质的东西，就是脏腑经络功能的改变以及以脏腑经络为中心的各种平衡失调及联系失控。因此，可以说，脏腑经络理论是中医理论体系的核心。

（四）其他组成部分是中医理论体系的支撑力点

如前所述，中医理论体系是以元气论为基础，以阴阳五行学说为方法，以脏腑经络理论为核心的完整体系。除此之外，如中药学的四气五味，升降浮沉，归经理论；方剂学中的君、臣、佐、使配伍理论；临床各科诊疗理论；气功导引与养生保健理论，都极大地丰富和充实了中医理论体系。如果说基础、方法、核心是整个理论体系框架主体结构的话，其他部分则是这个框架结构中的多个支撑力点，起到联结作用，从而形成知识网络。这就使中医理论知识与实践技能、基础与临床有机地融为一体。

第二节　中医学理论体系概述

中医学理论体系有三个基本特点，即整体观念、辨证论治、恒动观念。

一、整体观念

整体是指统一性、完整性以及相互联系性。中医理论认为，人体是一个有机整体，人与自然界息息相关，人与社会的关系相当密切。这种机体自身整体性思想及其与外部环境的统一性，称为整体观念。

(一) 人体是一个有机的统一整体

人体由若干脏腑和组织器官构成，以五脏为中心，配合六腑，通过经络系统的联系相互沟通，实现机体的统一。

在生理上，机体以五脏为中心，通过经络的联系，把六腑、五体、五官、九窍、四肢百骸等全身组织器官联系起来，并通过精、气、血、津液等的作用，构成统一整体，完成机体的整体机能活动，各脏腑之间既相辅相成又相互制约。

在病理上，脏腑之间相互影响，任何局部的病变都可能引起整体的病理反应，整体功能的失调也可反映于局部。

在诊断上，当整体或局部发生病变时，对发病机制的分析，应首先着眼于整体，因各脏腑、组织、器官在病理上存在着相互联系和影响，所以在诊断疾病时，可以通过五官、形体、色、脉等外在变化来了解和判断内脏病变，从而做出正确诊断。

在治疗上，从整体出发，着眼于调节整体功能的失常，从脏腑之间及脏腑与组织器官之间的联系入手，进行综合治疗，而不仅限于病变的局部。

(二) 人与环境有密切联系

“天人相应”，人是整个物质世界的一部分，人与外界环境有着物质同一性，外界环境提供了人类赖以生存的物质条件，因此环境的变化影响着人体，使人体产生相应的变化。

人具有社会属性，也就是说人生活在社会中，人是社会整体中的一个组成部分，所以，社会的变化必然对人体产生影响。当然，人也会影响社会，人和社会是紧密联系、相互影响的，也是一个不可分割的整体。

1. 人和自然界息息相关

在宇宙中，太阳、地球、月亮众天体的运行，产生了季节气候交替、昼夜阴阳变化，这是时间的演变；地域水土不同、具体生活环境差异是人体生存空间的区别。时间和空间都直接或间接、明显或不明显地影响着人体，产生相应的变化，这就是中医的时空观。

季节气候的四季交替变化使人表现出规律性的生理适应过程，“天暑衣厚则腠理开，故汗出……天寒则腠理闭，气湿不行，水下留于膀胱，则为溺与气”。昼夜的变化也使人体机能发生相应的变化，“故阳气者，一日而主外，平旦人气生，日中而阳气隆，日西而阳气已虚，气门乃闭”。体内的阳气呈现出规律性的昼夜波动。这一变化趋势与现代生理学研究所揭示的体温日波动曲线十分吻合。

昼夜的变化也影响到疾病过程。一般病症，大多白天病情较轻，傍晚加重，夜间最重，故有“夫百病者，多以旦慧昼安，夕加夜甚”之说。

不同的地域水土、具体的居住环境对人体的影响更是显而易见。例如，我国江南水乡，地势低平，气候温暖湿润，故人体腠理疏松，体质较薄弱；西北地区，地高山多，气候寒冷干燥，故人体腠理多致密，体格偏壮实。居住环境不同以及长期的饮食、生活习惯使机体产生适应性，因此，人们易地而处，突然改变居住环境，多会感到不适甚至患病。这些认识与现代的群体体质调查结果是一致的。

上述人与自然环境相统一的“天人相应”观点构成了中医学的重要理论基础，在中医诊疗过程中历来重视人与自然环境的相互关系，这正是中医特色与优势所在。

2. 人与社会关系密切

人生活在社会当中，人是社会的组成部分。人能影响社会，而社会的变化也会对人产生影响。其中最明显的是社会的进步与落后、社会的治与乱，以及人的社会地位的变动。

首先，一方面社会进步，经济发达，人们赖以生存的食品、衣物供给丰盛，居住环境幽雅、舒服、清洁，这些都有利于人体健康，加上文明程度的不断提高，人类对卫生、预防、保健知识的了解逐渐增多，开始关注防病、治病和保健养生，因此，人类的寿命随着社会的进步而逐渐延长。但在另一方面，促进社会进步的大工业生产带来水、土壤、大气的污染，过度紧张的生活节奏又给人们带来诸多疾病。

其次，社会的治与乱，对人体的影响也非常大。社会安定，人们生活规律，抵抗力强，不易得病；社会动乱，生活不安宁，抵抗力降低，各种疾病就容易发生并流行。历史上，由于战争、灾荒，人们流离失所，饥饱无常，死亡率增高就是证明。

再次，个人社会地位的转变，势必带来物质生活及精神心理的一系列变化。现代社会竞争激烈，伴随而来的就业、升迁、贫富、人际关系等问题无时无刻不在困扰着人们，给人以心理、精神上的压力，如不能正确处理则可能影响健康并导致疾病的发生。

总之，中医把人体看成一个以五脏为中心、以心为主宰的统一整体，同时也认为人和自然界息息相关，人和社会有密切联系，是一个不可分割的统一整体。整体观念贯穿于中医生理、病理、诊断、治疗、养生等各个领域，是中医理论体系的一大特点。

二、辨证论治

辨证论治是中医认识疾病和治疗疾病的基本原则，是中医学对疾病的一种特殊的研究与处理方法，中医学把全部临床活动概括为辨证论治，辨证论治是中医学的特点和精华所在。

疾病的发生发展总是通过症状、体征等现象表现出来的，要通过这些现象认识到疾病的本质，辨证论治就是通过这些现象认识疾病本质的方法学。

所谓“证”又称“证候”，有“证据”之意，是对机体在疾病发展过程中某一阶段的病理概括。证包括各种临床表现，以及与这些临床表现紧密联系的病因、病机、病性、病位和疾病发展趋势，同时也反映出机体自身的抗病能力及其与外界环境的联系，等等。“证”代表了某一特定阶段病理变化的全部情况，能反映出疾病的本质，所以“证”比“病”更具体、更贴切；比“症”和“体征”更深刻、更准确。总之，“证”的丰富内涵在临床诊断治疗方面的可操作性强，也更加实用。

辨是审辨、鉴别的意思，是分析与综合的过程。辨证是根据症状、体征以及四诊（望、闻、问、切）收集到的所有资料，通过比较、分析辨清疾病的病因、性质、病位以及邪正之间的关系，最终概括、判断为何证，即属于何种类型。

论治是根据辨证的结果，确定相应的治疗原则和方法。因此，辨证是确定治疗方法的前提和依据，论治是辨证的目的与手段。两者相辅相成，不可分割。

三、恒动观念

恒指经常、不断、连续永恒，动即运动、变化、发展，恒动就是经常、不停顿地运动、变化和发展。中医学认为，生命活动、健康与疾病等都是运动着的，是不断变化和发展的，要放弃一成不变、静止、僵化的观点，建立动态观察，用不断变化的眼光审视生命活动中的一切现象，这就是恒动观念。

（一）生理上的恒动观

整个自然界中的一切物质都处于永恒无休止的运动中。“动而不息”是自然界的根本规律。生命过程中生、长、壮、老、已的变化，充分体现了“动”。想要保持健康，就要经常活动锻炼，这就是“生命在于运动”的本意。例如，“气”是构成人体和维持人体活动的基本物质，“气”具有很强的活力，无处不到，无时不有，恒动不休，时刻温煦、激发、推动着体内各脏腑的生理活动。“血”也是构成人体的重要物质之一，循环周流，营养滋润全身，一旦血流变慢或停滞，就会出现瘀血而引发疾病。“津液”的生成、敷布、利用、排泄，也是在多个脏腑、器官参与下，在体内不停地、有序地进行着，一旦津液运行失常，将导致痰饮、水湿、肿胀等疾病。气、血、津液都具有恒动特性，应“贵流不贵滞”。在生理上，气、血、津液以畅达流通为佳是中医学的基本认识。

（二）病理上的恒动观

以“动”的观念对整个疾病的全过程进行很好的把握。从病因作用于机体，到疾病的发生、发展、转归，疾病都处于不停的变化之中。如外感风寒表实证未及时治疗，则可入里化热，转成里热证；急性外感热病，症状可以一日三变；实证日久可以转虚证，旧日病未愈又添新疾，都是“动”的表现。另外，疾病变化有一定的阶段性，发病初、中、末期，表现各不相同且具有一定规律。例如，温病中的风温，初期在卫表，中期在气分，末期多致肺胃阴伤，就是这一规律的体现。正是由于疾病处于“恒动”之中，因此，要求医者治疗时，应根据不断出现的新情况、新变化，随时调整治则、治法，修正处方，以期药与证合，取得良好效果。

第三节　中医的哲学原理基础

一、阴阳理论内涵的哲学思想

阴阳者，天地之道也，万物之纲纪，变化之父母，生杀之本始，神明之府也。阴阳者，数之可十，推之可百，数之可千，推之可万，万之大不可胜。阴阳理论贯穿于中医学的各个领域，是中医学理论体系的重要组成部分，如果能够充分认识阴阳对于中医的影响，那么对于中医学的发展亦会有重要的启示。

整体观念和辨证论治的中医理论体系特点，在中医理论的重要哲学思想——阴阳理论中得到了集中体现与概括。

（一）天人一气的整体观

阴阳是在“气一元论”的基础上认识自然和解释自然的方法论，是中国古代哲学的一对范畴，是抽象而不是具体的物质概念。人禀天地之气而生，中医学认为世界本原于气，是阴阳二气相互作用的结果。天地是生命起源的基地，天地阴阳二气的对立统一运动为生命的产生提供了最适宜的环境。故“人生于地，悬命于天，天地合气，命之曰人”，“天覆地载，万物悉备，莫贵乎人”(《素问·宝命全形论》)。

人与天地万物一样，均为阴阳二气相感的产物，是物质自然界有规律的变化的结果。

(二) 辩证的对立统一观

阴阳是代表相互对立又相互关联的事物和现象的两种相对属性，是物质世界一切事物发展变化的根本规律，是中国古代哲学的一对重要范畴，是中国古代朴素的对立统一理论。阴阳双方既对立制约又依存互根，维持了阴阳平衡状态，旨在使对立的两方面能够统一在一个整体之中。例如，肺的宣发与肃降、肺主呼气与肾主纳气、心火下降与肾水升腾、脾主升清与胃主降浊、肝升肺降等既性质对立又在生命活动的某一层面上统一起来，维持了正常的生命运动。“阴在内，阳之守也，阳在外，阴之使也”，“阴者藏精而起亟也，阳者卫外而为固也”。无阴就无阳，无阳也就无所谓阴，阴阳双方不断滋生和助长，相互制约，相互依存。事物之间或事物内部虽然是对立的，但又是统一的，如果离开统一性，事物将不复存在，阴阳双方相辅相成，这样事物才能在运动中求发展。

二、五行学说

(一) 五行学说的源流

五行学说的两个主要源头是五方说和五材说，在五方说基础上古人初步形成了时空配位图式，在五材说基础上形成了注重物质功能和特性的原始五行说。《管子》提出“精气说”，实现了阴阳与四时、五行的合流，从而整合了五方说与五材说。《吕氏春秋》五行学说提出了“四季盛德观”，首次用气的相克来论述五行相克，指出世界事物存在同类相应的现象，五行配位图式日益发展。《淮南子》构建了系统的宇宙生成模式，用气的生克来论述五行生克，提出全面的五行生克关系，发展了《吕氏春秋》同类相应的思想。西汉董仲舒所著《春秋繁露》首次将人的情志纳入五行配位图式，总结了五行生克的常规机制是“比相生、间相胜”。按照此时的五行理论，宇宙及自然体系划分为五大类，分别由木、火、土、金、水统领。而万事万物都要在时空中展开自己的活动，因此它们必然会按五行法则相互作用。其作用方式为：凡属同行的事物，都具有同类的属性，彼此相应，同气相求；而不同行的事物，则依照一定模式，横向发生相生相克（“比相生而间相胜也”）的作用，于是宇宙呈现为一个严格有序的循环庞大系统。该系统的核心和框架是时间、空间和自然万物的统一,万事万物随五季运转而变化且相互关联，构成一个不可分割的有机整体。正因为事物之间存在着生克和同气相求的关系，所以既不会过亢，也不会过衰。这样宇宙常常表现为相对稳定和平衡。五行学说在医学领域的广泛应用也是在这个时期。五行学说将人体解剖（五体、五官)、脏器功能（五脏)、情绪活动（五志)、事物的声音、气味、颜色等理化属性，影响人体的气候变化（六气）和食物分类（五谷)、药物的治疗偏性（无味）等，统统囊括其中，影响着人们对人体生理、病理、治疗、预防的认识和实践，并且在以后的医学实践中不断补充、完善和发展，和阴阳学说共同成为支撑中医学的基础理论。

(二) 五行学说在中医学中的价值

五行学说不能为科学所容，但这并不能说五行学说没有价值，五行学说可以用来帮助人们理解自然现象、社会现象、人体现象。同样，医家并不是直接运用它来指导医疗活动，而是用来帮助理解医学现象。很多以五行学说为依据的医学命题可以被轻易证伪，比如《难经》中就有“虚者补其母，实者泻其子”(《难经·六十九难》) 的提法，后世运用五行生克原理总结出培土生金法、佐金平木法等多种原则。以培土生金法为例，因为土生金，用补脾益气的方药补益肺气的方法即补脾益肺，使用四君子汤、参苓白术散等补脾的方剂治疗肺虚久咳等病症。培土生金这个原则很难具备普遍意义，原因有三：首先，要证明这种方法是否使这类患者受益，本身就很困难，因为此命题的概念全无量化可言，无法被循证医学所检验，所以无法被科学所接受。其次，培土生金法只能在特定的条件下使用，即肺气虚，如果是肺阴虚，就不能用培土生金法了。也就是说培土生金这一命题在某些条件下是不成立的。最后，如果培土生金的逻辑推演下去，补金可以生水，也就可以通过补肺来治疗肾虚，而事实上在中医的临床实践中是极少使用这一法则的，原因就在于这种方法得不到临床效果的支持，失去了实践的支持，这个命题自然无法成立。

五行学说在指导脏腑用药方面也是如此，五行理论认为，青色入肝，赤色入心，黄色入脾，白色入肺，黑色入肾。以黄色入脾为例，黄芩、黄芪、硫黄、姜黄、黄柏，都是黄色，或多或少都和脾有联系，但也有不少反例，如蒲黄，《神农本草经》曰：主心腹膀胱寒热、利小便、止血、消瘀血，和脾没有什么关联。再如，地黄也为黄色，但也难以找到入脾经的确切依据。这样的反例比比皆是，不胜枚举。

五行理论的定律虽然不具备指导意义，但却可以用来理解人体的病理、生理、心理现象。比如，补脾也可治疗肺病这个现象，即便是如此发达的现代医学，要对其做出本质的、令人信服的解释也是非常困难的。如果必须有一个解释，拿培土生金原理做比喻，在当时是可以被接受的。

五行学说的奥秘不在于五行本身，而在于人的思维模式，人们面对纷繁复杂的世界，总需要一个合理的解释。五行学说为人们提供了一个分类的方法，一个形象类比的思维方式，一个分析事物之间相互联系、相互制约、相互依赖、相互转化的工具。五行学说不是经过严苛检验的科学结论，不能指引人们在此基础上进行有预见性的探索，不能准确指导人们创新。但这个理论更形象、更生动、更容易被普通人所理解和接受。在科学知识匮乏、技术落后的年代，五行学说提供了一个帮助理解临床现象的模型，一个信心的保证，从这个角度来看，五行学说对中医学的发展是有积极意义的。今天，应该对五行学说的价值和局限性做出客观公正的评价，不可生搬硬套，随意演绎，不能停留在用五行学说来解释某个医学现象的水平，也不必把五行学说从中医学中剔除，应该尊重历史，用更先进、更科学的现代医学理论来理解中医学中丰富的实践经验，毕竟目前的科技水平已经今非昔比。

三、现代中医学对阴阳五行学说的改造

我们必须要充分地运用目前的科学成果来不断地创造和改进阴阳五行学说。中医理论自身也蕴含了一定的现代科学基础理论的“胚胎”，不过我们应该延续脚步，在前人的基础之上，通过不断的改进以及健全，使其更加具有创新性。系统论是一门横

断科学，在各个领域本理论均有应用。任应秋作为著名的中医学家曾说："目前出现的普通系统论，基本上可用来阐明祖国医学的整体观理论。"因为朴素的系统思想和方法无不贯穿于中医学中，故"中医系统论"这样的名词在中医理论中也应被采纳和应用。通过新成就的移植和渗透来丰富和补充我们古老的理论，从而更加活跃人们的思维，带来医学思维模式深刻的变化[①]。"控制"一词和利用黑箱这一概念均未出现在中医学中。但中医学中的一些理论方法与控制论的方法有很多相似之处，如黑箱法、反馈法。其实自1948年控制论诞生以来，经济控制论、工程控制论、神经控制论、生物控制论等也不断产生，"中医控制论"为何未出现？阴阳五行学说的不足之处或许能通过利用这些理论来改造、完善中医理论而得到弥补，同时使现代学生更易理解，更重要的是与现代学科建立了共同的语言，能够更好地沟通和传承。面部与五脏有对应之说，面有五岳分属五行，再配五脏；脾为土，旺于中，鼻处属中，故鼻为脾……五行学说一直在中医中应用。在五轮学说、舌诊定位等也基本上是此说的套用，这难免让后人觉得中医理论深奥，难以被接受。而这些用全息观则能很好地被解释。因此，也应用"中医全息论"来充实中医阴阳五行理论，易被世人接受。耗散结构论，这是普里高津在1969年提出的，中医学也可移植这个学说的许多观点来充实自己的阴阳五行学说，比如阴阳消长与耗散结构的随机涨落等理论、五行的相生相克与耗散结构的相干效应均有相通之处。耗散结构论在各个学科都得到了广泛的应用，如物理、化学、生物等，而中医理论也该利用与这些理论相通之处作为嫁接点，这样可摆脱阴阳五行的束缚，

---

① 陈广荣.《内经》中人体与环境关系的哲学思考 [J]. 赤峰学院学报（自然科学版），2012，(1)：21.

具有现代气息。

虽然阴阳五行理论从哲学角度看是完美的，但我们还应该从思想上向西方学者学习。勇于挑战，是唯一的进步方式。哲学和医学是如此，提出问题，找到答案，以便向前迈进。这也为中医药发展提出了新的问题和思路，中医不应僵化，要保持其大胆探索的基本特征，勇于开拓，开拓新局面。

第二章　中医呼吸系统临证与治疗

第一节　支气管哮喘的临证与治疗

一、支气管哮喘概述

支气管哮喘简称哮喘，是由多种细胞特别是肥大细胞、嗜酸性粒细胞和T淋巴细胞参与的慢性气道炎症，出现广泛多变的可逆性气流受限。在易感者中此种炎症可以引起反复发作的喘息、气促、胸闷和（或）咳嗽等症状，多在夜间或凌晨发生，气道对多种刺激因子反应性增高。症状可以自行或经治疗缓解。哮喘在过去的20年来其发病率呈上升趋势，特别是在儿童中。全世界约有1亿哮喘患者，已成为威胁公众健康的主要慢性呼吸道疾病之一。新西兰被公认为世界上哮喘发病率最高的国家之一，患病率达11%以上。美国1993年1370万人罹患哮喘，超过1980年的680万人，每年大约5000人死于哮喘，黑人的发病率较白人高出10%，其病死率是白人的2.5倍。菲律宾部分地区哮喘的发病率达16.7%。巴西流行病学数据显示，该国哮喘的发病率约为10%，每年大约有2000人死于哮喘，病死率较高的2个年龄段分别为0～4岁及60岁以上老人。学者报道台湾地区哮喘的发病率已从1974年的1.3%上升到1994年的10.5%。

我国哮喘总的患病率约为1%，儿童可达3%，全国约有一千万以上的哮喘患者。哮喘从根本上讲是一种非治愈性疾病，所以预防发作显得特别重要。哮喘可以自行或经一般治疗缓解症状，部分患者可以呈哮喘持续状态。本病若能有效预防发作，减少发作次数，发病时得到及时、适当治疗，一般不影响正常生活和工作，可以长期带病延年。若病情控制不好，疾病发作次数较多，引起肺功能明显受损或出现严重并发症，则会导致生活质量严重下降，生存时间缩短，预后不良。

哮喘中医称为“哮病”或“哮证”，但中医的哮病和西医的支气管哮喘又不完全相同，西医的喘息性支气管炎等也归在中医的哮病之中。

二、中医临床辨证与治疗

(一) 辨治思路

本病主要的病理基础为气逆、痰阻、血瘀。气、痰、瘀是标，肺、脾、肾虚是本。治疗上应标本兼治，攻补兼施。临床常调气、化痰、活血、补虚法参合而用，应突出主要病机，采用相宜治法。哮喘发病多以寒邪为患，因此，“病痰饮者，当以温药和之”，遵照“治肺不远温”的原则，切不可过用寒凉之剂。支气管哮喘临证必须分清证候之虚、实以及标本缓急。根据“急则治其标，缓则治其本”的原则，发作期重在治标，缓解期重在治本。在发作期可以西药治疗为主，如糖皮质激素、支气管扩张剂等，可迅速缓解哮喘症状。缓解期以中医治疗为主，采用补肺、健脾、益肾等方法扶正固本，配合针灸敷贴，冬病夏治，可得良效，是预防哮喘复发的有效手段。

（二）现代中成药应用

（1）喘可治注射液（2mL/支），2～4mL/次，肌内注射，1次/日，用于脾肾气虚者。

（2）苏子降气丸，6g/次，2次/日，口服，用于寒哮。

（3）咳喘顺丸，用于各型哮喘并咳嗽、咳痰者。

（4）参附注射液，20～50mL稀释后静脉滴注，1次/日，用于哮喘阳气暴脱者。

（5）珠贝定喘丸，4～6丸/次，口服，3次/日，用于各型哮喘发作期。

（6）牡荆油滴丸，1～2丸/次，口服，3次/日，用于各型哮喘发作期。

（7）芸香油滴丸，4～6丸/次，口服，3次/日，用于各型哮喘发作期。

（8）京制咳嗽痰喘丸，为施今墨先生的经验方，用于外感风邪、痰热阻肺型哮喘。

三、名中医经验荟萃

姜春华针对哮喘发作期自拟“截喘汤”，该方是在筛选民间单验方的基础上优化而成，方中佛耳草、老鹳草、碧桃干等药味的选用独具匠心，不落窠臼，充分汲取民间单验方的精华。姜老根据中西医结合病症互参原则，抓住哮喘治疗的化痰、解痉和抗过敏等重要环节，使支气管痉挛得以松弛，气道分泌物得以清除。该方起效迅速，疗效好，充分体现了姜老中医辨治中的“截断扭转”思想。

有学者认为哮喘的辨治应以阴阳为纲纪，“治病必求于本”，积极消除致病原因，处处顾护人身正气。法贵灵活，对病机复杂者需诸法配合。黎老擅用攻补兼施、寒热并用、收散并行、刚柔相济诸法。黎老认为：哮喘属本虚标实，治疗宜攻补兼施，刚柔相济。并应根据疾病的不同阶段灵活选方用药。发作期用1号方(由麻黄、桂枝、毛冬青、苏子、葶苈子、鹅管石、五味子、党参、白术、炙甘草组成)；缓解期用2号方(由熟地黄、当归、党参、白术、茯苓、炙甘草、陈皮、半夏、五味子等组成)，并随证加减。

中医界对于哮病病机的认识一直沿用古人以“痰”为中心的观点。国内有关哮病病因、病机的研究一直是热点问题。研究最多的还是“痰”的问题，虽然也有一些有关“风”的论述和探讨，但是都比较零散，不成系统，未形成理法方药一整套理论。晁恩祥教授经过长期临床观察发现；哮病在临床上仅借痰之寒、热而鉴，是非常不全面的。有不少因过敏因素引发，“痰”象并不明显而只见哮喘者，从痰论治效果不好。此类哮病临床上“风”象突出，故当称“风哮”。晁教授在继承中医传统理论的基础上，根据风哮等一系列风邪为患的肺系病的特点，创造性地总结了该病的病机是“肺气失宣，气道挛急”，在国内首先创立了“从风论治”肺系病的学说，并创立应用“疏风宣肺、缓急解痉、降气平喘”法治疗风哮。

第二节　支气管扩张的临证与治疗

支气管扩张属于支气管慢性异常扩张性疾病，常由感染、理化、免疫或遗传等原因引起支气管壁肌肉和弹力支撑组织的破坏而引起中等大小的支气管不正常扩张，多起病于儿童和青年时期。临床主要表现为慢性咳嗽、咳大量脓痰和（或）反复咯血。

一、支气管扩张的临床表现

（1）症状。慢性咳嗽、咳大量脓性痰和反复咯血是支气管扩张症的典型临床症状。其临床症状与支气管病变的轻重、感染程度有关。感染加重或急性发作时可出现发热、胸痛、盗汗、食欲减退，同时伴有痰量增多，每日可达数百毫升；痰液一般呈黄绿色脓性，若混合有厌氧菌感染，则常带有臭味；收集整日痰液于玻璃瓶中静置，可见分层现象：上层为泡沫，下层为脓性成分，中间为混浊黏液，底层为坏死组织沉淀物。部分患者仅表现为反复咯血，平素无大量咳痰，多出现于上叶结核引起的支气管扩张；相对于咳大量脓痰的湿性支气管扩张，仅表现为咯血的称为干性支气管扩张。

（2）体征。典型化脓性支气管扩张病情进展或继发感染时，患侧肺部可闻及固定湿啰音，或伴干啰音。反复咳嗽、咳脓痰的慢性患者常有消瘦、杵状指（趾）等体征。干性支气管扩张或部分患者可以没有阳性体征。

（3）并发症。支气管扩张反复发生感染可导致病程进行性加重，可出现肺的纤维化、代偿性及阻塞性肺气肿，也可以并发肺脓肿、气胸、胸膜炎等。伴有气道高反应性或反复发作致肺功能受损者可出现喘息。病程晚期可出现肺源性心脏病和呼吸衰竭。

二、支气管扩张的诊断

（1）病史。此类患者一般在幼年有反复呼吸道感染病史，如百日咳、麻疹等，许多人可伴有鼻窦炎和鼻后滴流综合征，成为下呼吸道反复感染的重要原因。早年诱发支气管扩张的呼吸道感染史、反复咳嗽、咳脓痰及咯血对支气管扩张的诊断具有提示性意义，但支气管扩张必须通过影像学检查确诊。

（2）影像学检查。传统的支气管造影，由于耐受性较差，现已基本被高分辨计算机体层摄影（HRCT）取代，用 HRCT 诊断支气管扩张的敏感性在 87% ~ 97%，特异性在 93% ~ 100%。典型的支气管扩张在影像学上的特征为支气管管腔扩张（支气管的内径大于伴行的肺动脉），支气管壁增厚，正常支气管的鼠尾征消失，扩张的支气管腔内出现气液平面。其中柱状扩张表现为与扫描平面平行的支气管呈分枝状的“双轨征”，与扫描垂直的支气管表现为壁厚的圆形透亮影，如果伴行的肺动脉与之相贴时形成有特征的“印戒征”；静脉曲张型扩张的支气管表现与柱状扩张相似，但其管壁厚薄不均呈“串珠状”；囊状扩张的支气管呈单个或多个簇状含气球囊，伴感染时可见液平面。用普通的 X 射线胸片检查，常无明显异常或仅有肺纹理增多或变浓，在疾病晚期可显示沿支气管分布的卷发状或蜂窝状阴影，感染时可见液平面，偶可见肺叶或肺段不张。鼻窦部的 CT 检查对原发性纤毛不动综合征和弥漫性泛细支气管炎有提示意义，怀疑原发性纤毛不动综合征时必须做支气管黏膜电镜检查，怀疑阻塞时必须行纤维支气管镜检查，以明确病因。现在，随着技术的提高，部分患者虽无咳嗽、咳脓痰、咯血的病史，但在影像学上可发现明显的支气管扩张。

（3）实验室检查。影像学检查尽管能在结构上明确诊断，但不能确诊引起扩张的具体病因。因此，在诊断特发性支气管扩张之前，必须排除先天遗传、免疫因素和系统性疾病等并发的支气管扩张。一般情况下，血清免疫球蛋白检查是必须检查的项目，包括 IgG 的亚型，以排除选择性丙种球蛋白缺乏症，而 IgE 的升高可以提示变态反应性肺曲霉病的诊断。无论是原发性或继发性支气管扩张，出现脓痰时应进行痰涂片检查和痰培养细菌分离，以明确具体菌种，选择合适的抗生素。对于抗菌治疗效果不佳的患者，必须做抗酸染色和分枝杆菌的培养，以排除结核和细胞内分枝杆菌感染。

三、鉴别诊断

（1）慢性支气管炎。好发于中老年吸烟患者，容易在冬春季节出现咳嗽、咳痰，痰液多为白色黏液痰，很少或仅在急性发作时才出现脓性痰；两侧肺底可闻及散在而细的干、湿啰音。

（2）肺脓肿。常起病急，伴有高热、咳嗽和大量脓臭痰；X 射线检查可见局部浓密炎症阴影，中间有空腔液平面。急性肺脓肿经抗生素治疗后，炎症可完全吸收消退；慢性肺脓肿则常有急性肺脓肿病史。

（3）肺结核。常有低热、盗汗等结核性全身中毒症状，干、湿啰音多局限于上肺叶局部，X 射线胸片和痰结核菌检查可做出诊断。

（4）先天性肺囊肿。X 射线检查可见多个边界纤细的圆形或椭圆形阴影，壁薄，周围组织无炎性浸润，胸部 CT 检查和支气管造影可辅助诊断。

（5）弥漫性泛细支气管炎。患者有慢性咳嗽、咳痰、活动时呼吸困难及慢性鼻窦炎，胸片及 CT 检查可见弥漫分布的边界不清楚的小结节影，类风湿因子、抗核抗体、冷凝剂试验可呈阳性表现，如要确诊需借助病理学检查。

四、治疗

针对本病对应的中医学范畴，古代医家已积累了一些治疗经验。如张璐将肺痿的治疗要点归结为："缓而图之，生胃津，润肺燥，下逆气，开积痰，止浊痰，补真气。"而李用粹在《证治汇补》中强调"治宜养血润肺，养气清金。"对于本病的治疗具有一定的指导意义。从现代临床来看，本病属于本虚标实之证，发病有轻重缓急之分，治宜分清主次。在治疗上可分为急性发作期和慢性缓解期，急性发作期以急则治其标为主，采用"清热、散寒、柔肝"等治疗手段；慢性缓解期根据"培土生金"理论，重在补脾，兼顾调补肾脏。

（一）辨证治疗

1. 外寒内饮

主症：恶寒发热，咳逆，痰色白清稀量多，小便清少，舌淡润苔白滑，脉滑。

治法：宣肺解表，化痰祛浊。

方药：小青龙汤加减（麻黄10g、桂枝15g、白芍12g、甘草10g、半夏10g、干姜10g、细辛3g、五味子10g）。

加减：若寒邪郁久兼有里热，可加用石膏30g以清里热。

2. 痰热蕴肺

主症：长年咳嗽，咳吐大量黄稠痰或带有脓血，尤以晨起和就寝时为甚，时有发热、盗汗，甚则喘逆痰鸣，咳则胸痛，烦渴引饮，口干，大便干结，小便赤涩，舌红苔黄腻，脉滑数，等等。

治法：清热化痰，宣肺泻火。

方药：苇茎汤或清气化痰汤加减（芦根30g、桃仁12g、薏苡仁 30g、陈皮 10g、杏仁 10g、枳实 12g、黄芩 10g、瓜蒌蒌仁 15g、茯苓 15g、胆南星 8g、制半夏 10g）。

加减：若兼有脓血，应辅以泻火凉血，可加生藕节 15g、侧柏叶 15g、花蕊石 30g 等。

3. 肝火犯肺

主症：咳嗽阵作，干咳带血或咯血，或痰中带血，胸胁胀痛，烦躁易怒，目赤涩，口苦，舌质红，舌苔黄，脉弦数。

治法：清肝泻肺，凉血止血。

方药：泻白散合黛蛤散加减（桑白皮 15g、地骨皮 12g、粳米 30g、甘草 10g、青黛 5g、海蛤壳 15g、诃子 10g），或合用龙胆泻肝汤加减。痰喘咳逆甚者可用旋覆代赭石汤合黛蛤散加减。

4. 阴虚火旺

主症：咳而少气，咳嗽痰少，痰中带血或反复咳血，血色鲜红，倦怠懒言，声低，面色少华，畏风寒，午后颧红，潮热盗汗，口干咽燥，舌质红，脉细数。

治法：益气养阴，清热凉血。

方药：百合固金汤合生脉饮加减（生地黄 25g、熟地黄 21g、麦冬 15g、甘草 15g、白芍 15g、百合 15g、玄参 12g、桔梗 15g、当归 15g、知母 10g、太子参 15g、五味子 10g）。

5. 肺脾两虚

主症：气短而咳，咳痰量多或有咯血，浑身倦怠乏力，不思饮食，舌淡苔滑润，脉沉滑无力。

治法：燥湿化痰，理气止咳。

方药：二陈汤或六君子汤合三子养亲汤加减（陈皮 8g、茯苓 15g、半夏 10g、甘草 6g、乌梅 15g、紫苏子 10g、莱菔子 15g、白芥子 10g）。

加减：兼有咯血者，辅以健脾止血，可加党参30g、焦术15g、藕节炭21g、白茅根30g等。

6. 肺肾两虚

主症：胸满，气短，动则气喘，咳声低怯，晨起咳吐白色泡沫状黏痰，面色晦暗，舌淡苔白，脉沉细无力。

治法：补肾纳气，降气平喘。

方药：金匮肾气丸合参蛤散（附子10g、肉桂10g、熟地黄24g、山茱萸12g、山药30g、牡丹皮10g、茯苓15g、泽泻12g、人参15g）。

加减：若兼有浮肿，已伤及肾阳，需温阳化饮，可合用真武汤或五苓散；若兼有干咳、咯血，为肺肾之阴已伤极，使得水亏火旺，脉络受损，血溢于外，当填补真阴、凉血止血、止咳化痰，可用六味地黄丸合参蛤散，加黄芩、牛膝炭、三七粉等。

（二）单验方

（1）鱼旱蛋方加味：鲜鱼腥草200g，墨旱莲100g，鲜鸡蛋4个，煎服。

（2）支气管扩张丸：北沙参120g，麦冬80g，西洋参100g，玄参80g，百合120g，川贝母100g，海浮石80g，薏苡仁80g，白及140g，花蕊石（醋煅）100g，三七100g，生甘草40g，紫河车4具。以上诸药研为细末，炼蜜为丸，每丸重9g，每次1丸，每日3次。

（3）急性发作期痰热较盛者常用经验方：全瓜蒌15g、桑白皮12g、黄芩10g、黛蛤散5g、薏苡仁20g、冬瓜子15g、赤芍15g、桃仁12g、浙贝母10g、桔梗10g、芦根15g。咳甚者加炙百部10g、杏仁10g，痰火盛者加金荞麦12g、鱼腥草15g。苔腻湿盛者加苍术10g、白术15g、连皮茯苓15g，气虚明显者加黄芪30g、太子参20g，胸闷者加郁金15g、枳壳12g，痰中带血者加制大黄10g、白及10g，伴气喘者加葶苈子10g、射干10g、炙麻黄10g。若以咳血为主要症状，常用咳血方，药用黄芩12g、生地黄15g、牛膝12g、白茅根15g、三七粉3g、白及粉3g。火盛者加水牛角15g、生石膏30g，肝火盛者加牡丹皮10g、炒栀子5g、青黛5g，肺热盛者加金荞麦10g、鱼腥草20g，津伤者加芦根15g、天花粉15g，咳甚者加马兜铃10g、百部12g，颧红潮热者加青蒿15g、知母12g、地骨皮12g、白薇10g，兼外感者加金银花20g、连翘15g、桑叶15g，痰多者加黛蛤散5g、制大黄10g。

在慢性迁延期常用经验方，药用南沙参15g、麦冬15g、百合10g、生地黄15g、桑白皮10g、地骨皮12g、浙贝母10g、枳壳12g、丹参15g等。气虚者加太子参30g、黄芪30g，潮热者加银柴胡10g、青蒿15g、白薇10g、知母12g，咳者加蒸百部10g、紫菀10g，咽干不利者加桔梗12g、玄参15g，口干者加芦根15g、天花粉12g，盗汗者加煅龙骨30g、煅牡蛎20g、浮小麦30g，脾虚者加服参苓白术散，肾阴不足者加服六味地黄丸。

第三节　慢性阻塞性肺疾病的临证与治疗

一、慢性阻塞性肺疾病概述

慢性阻塞性肺病（COPD）是一种具有气流受限特征的可以预防和治疗的疾病，气流受限不完全可逆、呈进行性发展，与肺部对香烟烟雾等有害气体或有害颗粒的异常炎症反应有关。

COPD 主要累及肺脏，但也可引起全身（或称肺外）的不良效应。

COPD 由于患病人数多，病死率高，社会经济负担重，已成为一个重要的公共卫生问题。COPD 目前居全球死亡原因的第 4 位。在我国，COPD 同样是严重危害人民身体健康的重要慢性呼吸系统疾病。近期对我国 7 个地区 20245 名成年人群进行调查，COPD 患病率占 40 岁以上人群的 8.2%，其患病率之高十分惊人。

二、慢性阻塞性肺疾病中医临床证治

（一）辨治思路

慢性阻塞性肺疾病具有病史长、多脏腑功能受损及难以治愈的特点，在临床治疗时应注意以下几点。

（1）坚持治疗，尤其是缓解期的治疗，以期减轻症状，阻止病情发展，缓解或阻止肺功能下降，改善活动能力，提高生活质量，降低病死率。

（2）牢记该病本虚标实的特点，攻补兼施，扶正不忘祛邪，祛邪兼顾扶正。扶正的重点应是肺脾肾的气虚、阳虚，尤其应重视培土生金；祛邪的要点是在痰和瘀两者。

（3）急性发作期，要密切观察病情，及早发现严重的变证，如血证、昏迷等，并进行处理。

（4）重视非药物治疗，如针灸、气功及氧疗等，提高疗效。

（二）现代中成药应用

（1）急性发作期：复方川贝止咳露、猴枣散、痰咳净等。

（2）缓解期：人工虫草胶制剂、灵芝胶囊等，亦可选用喘可治肌内注射。

（3）复方丹参注射液、黄芪注射液、生脉注射液等中成药都可以根据疾病不同阶段辨证使用。

（4）并发呼吸衰竭时，可联合使用安宫牛黄丸等。

三、名中医经验荟萃

有学者认为本病的首要发病因素是“虚”，初期以肺气虚为主，后期可出现阴阳气血亏虚；致病因素有六淫反复外感、吸烟等外在因素，在病情的发展过程中，痰与瘀血是重要的病理因素，其中痰既是一种病理产物，又是一种病理因素。而瘀亦是疾病发展过程中必然出现的另一种病理变化，痰瘀极易互结，共同致病。其病机特点主要表现在本虚标实、多脏腑功能失调及变证较多。中医药对本病的治疗原则是“急则治其标，缓则治其本”。中医药的优势是在本病缓解期的治疗。在总结临床经验的基础上，认为本病缓解期瘀血和痰浊仍然存在，并且是本病发展加重的一个重要因素，因此治疗上应扶正与祛邪并举。扶正是补益肺脾肾，重在补益脾土；祛邪则是化痰降气、活血化瘀。在这种理论指导下研制了“肺康颗粒”。

某学者认为本病的发生和发展与先天不足、后天失养有关，根据不同的个体差异，采用保肺、健脾和补肾等方法治疗。“肺不伤不咳，脾不伤不久咳”。肺金为脾土之子；脾为生痰之源，肺为贮痰之器；在慢阻肺患者肺脾两脏生理病理联系异常密切，培土生金法是根据五行学说，通过培补脾土来补益肺金以达到肺脾共补。此法还广泛应用于小儿咳嗽、哮喘、肺结核、肺癌、肺心病等肺系疾病的治疗。

有学者认为COPD可由外感六淫、饮食失宜、劳倦过度、情志失调等诱发，但以外感风寒为主要诱因；其病多由久咳、久喘、久哮等肺系疾病反复发作、迁延不愈发展而成，关乎五脏，而重在肺、脾、肾三脏气阳之衰，气阳虚衰是发病的首要内因；气阳俱衰，痰浊内生，伏着于肺，气机不利，血行不畅而成瘀，瘀痰互生，痰瘀胶结，遂成窠臼，成为发病的宿根；痰瘀伏肺、肺气壅塞是本病的基本病机。

在治疗方面，采用分期辨证治疗：①急性发作期；风寒外束，痰瘀伏肺证，治以温肺散寒，涤痰祛瘀，宣肺平喘。方以射干麻黄汤加减。痰热挟瘀壅肺，肺失宣肃证，治以宣肺泄热，降气平肃，涤痰化瘀。方以麻杏石甘汤加减。阳虚水停，痰瘀伏肺证，温阳化瘀，涤痰泄肺，利气平喘。方以真武汤加减。②缓解期：肺肾明虚，兼夹痰热证，治以滋补肺肾，兼清痰热。药用熟地、山萸肉、参、麦冬、五味子、紫河车、枸杞、茯苓、黄芩、法夏、枳实、竹茹。肺肾阳虚，痰瘀内伏证，治以温补肺肾，兼祛痰瘀。药用生黄芪、制附子、山萸肉、仙灵脾、仙茅、菟丝子、沉香末(冲服)、葶苈子、鹅管石加减。

本病分期辨证施治：①急性发作期治疗：痰热蕴肺证，予麻杏石甘汤合千金苇茎汤；痰饮伏肺兼肺肾气虚证，予小青龙汤加减；肺热痰瘀兼肺痹证，予瓜蒌藿白半夏汤；肺热痰瘀兼脾肾阳虚证，药用制附片、黄芪、党参、白术、巴戟天、瓜蒌皮、桑白皮、葶苈子、桃仁、丹参、茯苓等；肺热痰瘀并痰蒙心窍证，药用羚羊角粉、菖蒲、郁金、竹沥、远志、川贝母、胆南星等，另服安宫牛黄丸；肺热痰瘀并心阳欲脱证，予参附龙牡汤加味。

②迁延期治疗：正虚邪恋、气阴两虚证，药用太子参、麦冬、南沙参、桑白皮、海哈壳、贝母、杏仁、紫菀、炙麻黄、花粉、当归、芦根等；肺脾两虚、痰湿内蕴证，药用党参、黄芪、茯苓、白术、苍术、陈皮、半夏、薏苡仁、杏仁、苏子、甘草等。

③稳定期治疗；肺脾肾气虚证，予补肺汤合二陈汤合肾气丸化裁；肺肾阴虚证，予百合固金汤合六味地黄丸化裁。

并将多年治疗本病的经验总结为以下几个方法：豁痰泻浊，以通其气；清化宣散，继祛其邪：燥湿健脾，以顾脾胃；清养肺胃，以善其后；益气生津，以固其本。

第四节　肺炎的临证与治疗

肺炎是肺实质的急性炎症，可由细菌、病毒、真菌、支原体、衣原体、寄生虫和放射线、化学物质等因素引起。可按病因学分为感染性肺炎和非感染性肺炎两类。前者包括细菌性肺炎、病毒性肺炎、真菌性肺炎、支原体肺炎、衣原体肺炎以及原虫性肺炎等；后者主要是理化因素引起的肺炎，包括放射性肺炎和化学性肺炎。

一、肺炎的病因病机

(一) 中医学认识

根据本病的临床特点，应属于中医“咳嗽”和“风温”等范畴。《素问病机气宜保命集咳嗽论》云：“咳嗽为有痰有声，盖因伤于肺气，动于脾湿，咳而为嗽也。”在传统中医观念中，咳嗽可分为内伤咳嗽和外感咳嗽两大类。根据肺炎的临床特征来看，它不只以咳嗽为临床表现，同时还常常伴有发热、寒战和胸痛，故多归于外感范畴，其中以外感热毒常见。本病相关的病因病机如下。

(1) 风热犯肺：风热犯肺，肺失清肃而咳嗽气粗，或咳声嘶哑，肺热伤津则见口渴、喉燥咽痛；肺热内郁，蒸液成痰，故吐痰不爽，稠黏色黄；风热犯表，卫表不和而见汗出等表热证。

(2) 肺热炽盛：热邪聚于肺中，热灼肺津，一者炼津而生黄黏之痰，再者，肺津一伤，肺气全被热郁，造成肺气不能宣降，症见咳嗽气急，喘促不息，鼻翼扇动。又因热聚于内与正气相争，故见身大热，口渴欲饮，舌质红，舌苔黄而干，脉洪或实大。

(3) 痰热郁肺：本型在临床上较为多见。主要因痰热壅塞肺中，阻遏肺气，故可见咳嗽、黄痰，气急，伴胸痛胸胀，心烦身热，汗出，口渴喜冷饮，舌红黄腻，脉滑数有力。

(4) 热闭神窍：此型最为危重。因失治或误治造成邪热致盛，直犯心神，热邪内扰，故见神昏，烦躁，谵语，身热不退，呼吸急促，舌绛苔黄，脉滑数。

(5) 正虚邪恋：是疾病转愈的时期，此时主要表现为咳嗽无力、气短、乏力、少痰，伴有失眠、口渴、舌红少津、脉细或虚。

(二) 现代医学认识

(1) 病毒感染：包括腺病毒、冠状病毒、流感病毒、呼吸道合胞病毒、柯萨奇病毒、鼻病毒等。在呼吸道病毒感染中，以上呼吸道为主，有普通感冒、咽炎、喉炎、气管炎、支气管炎、细支气管炎、婴儿疱疹性咽峡炎以及流行性胸痛等。近年来由于免疫抑制药物广泛应用于肿瘤、器官移植，以及艾滋病发病人数逐年增多，单纯疱疹病毒、水痘、带状疱疹病毒、巨细胞病毒引起的严重肺炎也在增加。

病毒性肺炎为吸入性感染，人与人之间通过飞沫传染，主要是由上呼吸道病毒感染向下蔓延所致，常伴鼻炎、气管炎、支气管炎。家畜如马、猪等有时带有某种流行性感冒病毒，偶见经接触传染至人；粪—口传染见于肠道病毒；呼吸道合胞病毒通过尘埃传染；器官移植受者可因多次输血，甚至供者的器官引进病毒特别是巨细胞病毒而引起感染。

(2) 细菌感染：包括肺炎链球菌、流感嗜血杆菌、金黄色葡萄球菌等。

(3) 非典型肺炎：主要由于肺炎支原体、肺炎衣原体引起本病。现代西方医学初期，肺炎的诊断多是由尸检得出，肺炎被认为是肺组织的炎症、实变。它由口、鼻分泌物经空气传播，引起散发和小流行的呼吸道感染，主要见于儿童和青少年，现在发现其在成年人中亦非少见。秋冬季较多发，呼吸道感染有咽炎和支气管炎，少数累及肺。

(4) 非生物性致病因子：如粉尘、刺激性气体等。

二、临床表现与诊断

(一) 临床表现

1. 症状

常有受寒、淋雨、疲劳等诱因，多有上呼吸道感染史。一般起病急骤，寒战，高热，胸部疼痛，咳嗽气短，甚或咳痰带血。重症可发生休克。

(1) 各种病毒感染起始症状各异，而临床表现一般较轻，与支原体肺炎症状相似，起病缓慢，有头痛、乏力、发热、咳嗽，并咳少量黏痰或血痰。

(2) 肺炎支原体肺炎潜伏期 2 ~ 3 周，一般起病缓慢，约 1/3

病例无症状。以气管—支气管炎、肺炎、耳鼓膜炎等形式出现而以肺炎最重。发病初有乏力、头痛、咽痛、发冷、发热、肌肉酸痛、食欲减退、恶心、呕吐等，头痛显著。发热高低不一，可高达39℃。2～3天后出现明显的呼吸道症状如阵发性刺激性咳嗽，干咳或有少量黏痰或黏液脓性痰，有时痰中带血。发热可持续2～3周。热度恢复正常后尚可遗有咳嗽，伴胸骨下疼痛。

（3）鹦鹉热，本病潜伏期1～2周，长者可达4周，发病多隐匿。症状似流感，产生严重肺炎始有发冷、发热，体温逐渐升高，可达40℃以上，伴相对缓脉。患者感乏力、肌痛、关节痛。可有鼻衄或斑疹。1周左右出现咳嗽、咳少量黏痰或痰中带血。尚可出现恶心、呕吐、腹痛等消化道症状，以及嗜睡、谵妄、木僵、抽搐等精神症状。

（4）肺炎衣原体肺炎轻症可有明显症状，青少年常有声音嘶哑、干咳，时有发热、咽痛等咽炎、鼻窦炎和支气管炎症状，且可持续数周之久。发生肺炎通常为轻型，与肺炎支原体感染的临床表现极为相似。

2. 体征

呈急性热病容，有不同程度的呼吸困难，口唇发绀。双肺呼吸音减低，有胸膜摩擦音。实变期叩诊呈浊音，语颤增强，可闻及支气管呼吸音。后期出现湿啰音，部分早期出现口周疱疹。各种病毒感染体征往往不明显。病程一般为1～2周。免疫缺损的患者，病毒性肺炎常比较严重，有持续性高热、心悸、气急、发绀、极度衰竭，可伴休克、心力衰竭和氮质血症。由于肺泡间质和肺泡内水肿，严重者会发生呼吸窘迫综合征。体检可闻及湿啰音。肺炎支原体肺炎体检显示轻度鼻塞、流涕，咽中度充血，耳鼓膜常有充血，约15%有鼓膜炎。颈淋巴结可肿大。少数病例有斑丘疹、红斑和唇疱疹。胸部体征约半数可闻及干性或湿性啰音，10%～15%病例发生少量胸腔积液。

3. 辅助检查

(1) 血常规。细菌感染时白细胞总数及中性粒细胞明显升高。

(2) X射线检查。肺部有不同程度的阴影。病毒性肺炎X射线检查显示弥漫性结节性浸润，偶见局部实变阴影，病灶多见于双下2/3肺野。肺炎支原体肺炎X射线上肺部病变表现多样化，早期间质性肺炎，此后发展成斑点、片状或均匀的模糊阴影，近肺门较深，下叶较多。约半数为单叶或单肺段分布，有时可侵犯至多叶，有实变。鹦鹉热X射线征象显示两肺浸润灶，从肺门向外放射，病灶可融合呈叶性分布，下叶较多。常有弥漫性支气管肺炎或间质性肺炎表现，有时可见粟粒样或明显实变阴影或少量胸腔积液。肺炎衣原体肺炎的肺部X射线检查常显示肺亚段少量片状浸润灶，并可发展至双肺病变。广泛实变仅见于病情严重者，少数出现胸腔积液，多发生于病程早期。

(3) 痰液。涂片或痰液培养、血液培养，可发现病原。

(二) 诊断要点

根据典型的症状、体征和X射线检查常可建立临床诊断。

三、鉴别诊断

(1) 肺结核。多有低热、盗汗、乏力、消瘦等结核中毒症状。一般发病缓慢。X射线有特殊表现，血沉增快，痰中可检出抗酸杆菌。PPD试验强阳性。

(2) 支气管肺癌。年龄在40岁以上，有刺激性咳嗽和咯血，可通过影像学发现高密度阴影。痰脱落细胞检查可发现癌细胞。

支气管镜也有助于诊断。

（3）肺梗塞。以咯血和剧烈胸痛为特征。有心脏瓣膜病、静脉血栓形成、骨折等原发病史。发热和白细胞增多呈一过性。

（4）急腹症。发生于肺下叶的肺炎，炎症波及膈肌，可引起上腹部疼痛或恶心呕吐等症状，类似于急腹症，通过仔细检查、询问病史及 X 射线有助诊断。

四、治疗

（一）辨证治疗

1. 风热犯肺

主症：咳嗽，咳声嘶哑，咳痰黄稠，量不多，汗出，口干，口渴，身热，头身疼痛，舌苔薄黄，脉浮数或滑。

治法：疏风清热，宣肺止咳。

方药：桑菊饮加减（桑叶 15g、菊花 10g、连翘 20g、薄荷 6g、桔梗 12g、杏仁 15g、芦根 30g、甘草 3g）。加减：咳甚加前胡 12g、贝母 15g；热甚加石膏 54g、知母 12g、黄芩 10g。

2. 肺热炽盛

主症：咳嗽气急，喘促，鼻翼扇动，身大热，心烦闷，有汗或无汗，口渴喜饮，舌质红，舌苔干黄，脉浮数或洪。

治法：清肺泄热。

方药：麻杏石甘汤加减（炙麻黄 10g、生石膏 30g、杏仁 10g、栀子 12g、黄芩 15g、黄连 6g、知母 12g、天花粉 15g、甘草 6g）。

加减：大便干者可加大黄 8g；痰多者加陈皮 15g、半夏 12g、瓜蒌 12g。

3. 痰热郁肺

主症：咳嗽，气急，胸部疼痛不适，痰多、色黄、黏稠，或夹杂黑色，心烦身热，有汗，口渴喜冷饮；舌质红，舌苔黄腻，脉滑数。

治法：清热化痰。

方药：柴胡陷胸汤（柴胡 12g、黄连 6g、黄芩 12g、半夏 12g、枳壳 15g、全瓜蒌 20g、桔梗 12g、生姜 10g、浙贝母 15g、胆南星 8g）。

加减：痰多有腥味时可加入鱼腥草 20g、冬瓜仁 20g；喘促加蝉蜕 10g、紫苏子 10g、炙桑皮 15g、沉香 5g。

4. 热闭神窍

主症：以咳喘为主，且痰多黄稠，身热不退，烦躁，神昏谵语，舌质红，舌苔黄腻，脉滑数。

治法：清热开窍。

方药：清营汤合安宫牛黄丸加减（生地黄 20g、羚羊角 0.5g、麦冬 15g、丹参 15g、甘草 12g、金银花 20g、连翘 20g）。

加减：痰多神昏可加胆南星 10g、郁金 15g、石菖蒲 12g；热盛者可加入玄参 12g、黄连 6g、水牛角 30g。

5. 正虚邪恋

主症：咳嗽无力，短气懒言，身热不扬，心烦失眠，口渴，舌红少津，苔少或薄而黄，脉虚数或浮。

治法：益气养阴，清肺化痰。

方药：竹叶石膏汤加减（竹叶 10g、石膏 30g、西洋参 15g、半夏 12g、生地黄 30g、麦冬 20g、沙参 15g、贝母 10g、知母 10g）。

加减：咳嗽重者加前胡 15g、五味子 12g、桔梗 12g；失眠者加远志 12g、合欢皮 15g；发热重者可加地骨皮 15g、青蒿 15g。

（二）单验方

1. 金银花 30g，泡服。

2. 鱼腥草 20g、连翘 15g，泡服。

（三）中成药

（1）止咳橘红丸 2 丸，口服，每日 3 次，可用于痰热壅盛型。

（2）蛇胆川贝液 10mL，口服，每日 2 ~ 3 次，用于肺热咳嗽，痰多色黄者。

（3）穿琥宁注射液 400 ~ 600mg，加入 5% 葡萄糖注射液 250mL，静脉滴注，每日 1 次，可用于病毒性肺炎。

（4）清开灵注射液 2 ~ 4mL，肌注，每日 2 次；或 20 ~ 40mL 加入 5% 葡萄糖注射液 250mL，静脉滴注，每日 1 次，用于高热、神昏者。

第五节　气胸的临证与治疗

胸膜腔为脏层胸膜与壁层胸膜之间的密闭腔隙。当胸膜因病变或外伤破裂时，胸膜腔与大气相通，气体便进入胸腔，形成胸膜腔积气状态，称为气胸。气胸亦可为自发性，假如在无外伤或人为因素的情况下，因肺部疾病使肺组织及脏层胸膜突然自发破裂，或因靠近肺表面的肺大泡、细小气肿泡自发破裂，肺及支气管内气体进入胸膜腔所致的气胸，称为自发性气胸。

一、病因病机

(一) 中医学认识

由于机体正气虚弱，在外来因素如用力、进气、举重等的作用下，易导致阴阳失调，使肺泡破裂而形成气胸。“痰饮”“喘证”“肺胀”“肺痈”等病症，反复发作常致肺、脾、肾俱虚，表现为机体元气虚衰，脏腑功能失调，一旦外邪侵袭，肺失宣肃，气道不利，即造成肺泡破裂而并发气胸。

(二) 现代医学认识

现代医学认为本病是由于胸膜下微小肺泡破裂而引起，病变常位于肺尖部。青壮年较多，常见于瘦弱体形者，可能是患者肺组织的弹力纤维先天性发育不良。慢性阻塞性肺气肿或肺弥漫性纤维化疾病(硅沉着病、慢性肺结核、弥漫性肺间质纤维化、囊性肺纤维化等) 并发代偿性肺大泡时，由于其引流的小气道炎性狭窄，肺泡内压急骤升高，导致肺大泡破裂，引起气胸。金黄色葡萄球菌、厌氧菌、革兰阴性杆菌引起的肺化脓性、坏死性炎症亦可溃破入胸腔，形成脓气胸。另外，肺癌、肺囊肿、肺结核空洞亦可侵犯胸膜，引起气胸。

二、临床表现与诊断

(一) 临床表现

1. 症状

(1) 胸痛。常为急性起病时的首发症状，由于胸膜受牵引而产生尖锐刺痛或刀割样痛，多位于患侧腋下、锁骨下及肩胛下等处。可向肩、颈及上腹部放射，类似心绞痛或急腹症。

（2）呼吸困难。常与胸痛同时出现，由于肺脏收缩萎陷，呼吸功能减弱所致。轻者仅感深吸气受限，严重者可出现明显的呼吸困难及发绀。其严重程度与肺受压萎陷的程度及肺部有无慢性疾病有关。

（3）咳嗽。因肺受压及支气管扭曲而产生刺激性干咳。

（4）休克。多见于张力性气胸及心肺功能不全者，表现为呼吸困难、发绀、多汗、脉细弱、四肢厥冷、血压下降及昏迷，若不及时进行有效的抢救，可很快死亡。

2. 体征

气胸的典型体征为患侧胸廓饱满，呼吸运动减弱或消失，叩诊呈鼓音，语音震颤减弱，听诊呼吸音减弱或消失。大量胸腔积气时，气管、纵隔及心脏可向健侧移位，右侧气胸时肝浊音界下降，左侧气胸则有心浊音界消失及心音遥远。少量或局部气胸，可无明显体征。

3. 辅助检查

（1）血常规。细菌感染时白细胞总数及中性粒细胞明显升高。

（2）X 射线检查。气胸的典型 X 射线表现为肺向肺门萎陷呈圆球形阴影，气体常聚集于胸腔外侧或肺尖，局部透亮度增加，无肺纹。气胸延及下部则肋膈角锐利。压缩的肺外缘可见发线状的脏层胸膜阴影随呼吸内外移动。

（3）肺功能测定。急性气胸，肺萎缩 >20% 时，肺活量、肺容量下降，呈限制性通气障碍。

（4）血气分析。有不同程度的低氧血症。

4. 并发症

自发性气胸的主要并发症为脓气胸、血气胸、慢性气胸。近年来，胸腔手术的无菌操作及抗生素的及时使用，气胸并发脓胸者已少见。

（1）血气胸：是因自发性气胸引起胸膜粘连带内的血管被撕裂所致。发病急骤，除胸闷、气促外，胸痛呈持续加重，同时伴有头昏、面色苍白、脉细速、低血压等。短时间内出现大量胸腔积液体征，X 射线表现液气平面。胸腔穿刺为全血。

（2）慢性气胸：指气胸延缓 3 个月以上不吸收者。

（二）诊断要点

（1）突发的剧烈胸痛和呼吸困难。

（2）体检有胸部积气征。

（3）有气胸的 X 射线表现。

三、鉴别诊断

（1）急性心肌梗死。突然胸痛、气急，甚至休克，与气胸相似。但患者可有高血压、动脉硬化或冠心病史，心电图有其特征性改变，而无气胸体征及 X 射线征。

（2）肺气肿。起病缓慢，有慢性咳嗽史，咳嗽、咳痰较重，白细胞增多，X 射线检查无胸膜腔积气。

（3）肺大泡及肺部空洞。起病较慢，临床症状不明显，有相应疾病的临床表现，X 射线检查其有特异性改变。

四、治疗

(一) 辨证治疗

(1) 肺虚不固、膜破气胸

主症：患者平素易伤风感冒，劳作中突发胸痛，气急不得卧，干咳，神疲，舌淡苔白薄，脉细弱。检查有气胸典型体征和X射线表现。

治法：益肺固表，理气降逆。

方药：紫苏汤(紫苏10g、枳壳12g、桔梗15g、党参30g、白术15g、紫菀10g、款冬花10g)，继而用玉屏风丸益气固卫以善后。

(2) 肺肾俱虚、膜破气胸

主症：患者患肺胀日久，喘促动则甚，尿少，足跗水肿，突然胸痛、气急，面暗舌紫，脉细滑而涩。

治法：补益肺肾，温阳化饮。

方药：苓桂术甘汤合补肺汤(人参15g、五味子12g、桂枝15g、杏仁10g、白术15g、甘草10g、茯苓15g、熟地黄24g、款冬花12g、紫菀10g、紫石英15g、羯羊肺10g)。

(二) 单验方

葶苈大黄汤治疗自发性气胸：葶苈子15~30g，大黄、桑白皮、厚朴、枳实、桔梗各10g，大枣5枚。煎服，每日1剂，早晚服。

(三) 中成药

金匮肾气丸：每次8粒，每日3次，口服，可以预防本病发作。

第三章　中医消化系统临证与治疗

第一节　食管贲门失弛缓症的临证与治疗

食管贲门失弛缓症是由于食管神经病变引起的食管张力、蠕动减低和下食管括约肌不能松弛，导致食管扩张。临床上以胸骨下或中上腹部疼痛、咽下困难及食物反流为其特征。根据食管贲门失弛缓症的临床特征，该病应该属于中医学“噎膈”“反胃”“胃痛”“反酸”等范畴。中医学称食管为脘管，食管贲门失弛缓症病位在食管，属胃气所主，但与肝、脾、肾等脏的功能失调有密切关系。对于“噎膈”，历代医家多有论述，《景岳全书·噎膈》曰“噎膈一证，必以忧愁思虑，积劳积郁，或酒色过度，损伤而成”，并指出“少年少见此证，而惟中衰耗伤者多有之”，对其病因进行了确切的描述。关于其病机，历代医家多有论述，如《医学心悟·噎膈》指出“凡噎膈症，不出胃脘干槁四字。”《临证指南医案·噎膈反胃》提出：“脘管窄隘。”这些理论对指导食管贲门失弛缓症的中医辨证论治有重要的意义。

一、病因病机

噎膈病因复杂，主要与七情伤、酒食不节、久病年老有关，致使气、痰、瘀交阻，津气耗伤、胃失通降而成。

（一）病因

（1）饮食不节。多为嗜酒无度，或过食肥甘辛香燥热之物，致使胃肠积热，津液耗损，痰热内结；或饮食过热，或食物粗糙，或常食发霉之物，损伤食管、胃脘而致。

（2）七情内伤。多由忧思恼怒而成。忧思则伤脾，脾伤则气结，水湿失运，滋生痰浊，恼怒则伤肝，肝伤气机郁滞，血液运行不畅，瘀血阻滞食管、胃脘而成噎膈。

（3）久病年老。胃痛、呕吐等病变日久，饮食减少，气血化源不足，胃脘枯槁，或年迈体衰，精血亏损，气阴渐伤，津气失布，痰气瘀阻，而成本病。

（二）病机

噎膈的基本病变与发病机理总属气、痰、瘀交结，阻隔于食管、胃脘而致有关。病位在食管，属胃气所主。病变脏腑与肝、脾、肾三脏有关，因三脏之经络皆与食管相连，从而影响食管的功能。七情内伤、饮食不节、年老肾虚可致肝脏、脾脏和肾脏功能失常。脾脏功能失调，健运失司，水湿聚而为痰；肝之疏泄失常，则气失条达，可使气滞血瘀或气郁化火；肾阴不足，则不能濡养咽嗌，肾阳虚馁，不能温运脾土，以致气滞、痰阻、血瘀，使食管狭窄，胃失通降，津液干涸失濡而成噎膈。

病理性质总属本虚标实，本病初期，以标实为主，由痰气交阻于食管和胃，故吞咽之时梗噎不顺，格塞难下，则瘀血内结，痰、气、瘀三者交互搏结，胃之通降阻塞，上下不通，因此饮食难下食而复出。久则气郁化火或痰瘀生热，伤阴耗液，病由标实转为正虚为主，病情由轻转重。如阴津日益枯槁，胃腑失其濡养或阴损及阳，脾胃阳气衰败，不能输化津液，痰气瘀结倍甚，多形成虚实夹杂之候。

二、辨证施治

(一) 肝郁气滞证

主要证候：①吞咽哽噎，食入吐出。②胸膈痞闷，遇怒更甚。③舌淡红，舌苔薄。④脉象弦细。

次要证候：①钡餐造影可见食管扩张。②贲门开放受限。③呈鸟嘴样狭窄。

证型确定：具备主证2项加次证1项，或主证第1项加次证2项。

治法：疏肝理气，利膈宽胸。

方药：金铃逍遥汤或柴胡疏肝汤加减（柴胡15g，枳壳10g，茯苓15g，白芍15g，白术15g，川楝子10g，木香10g，川芎10g，甘草6g）。

加减：肝郁痞闷明显者加郁金10g、香附10g；郁而化热者加栀子10g，黄芩10g。

(二) 痰气交阻证

主要证候：①吞咽困难，食后复出。②呕吐痰涎，吐后觉舒。③脘闷不食。④舌质淡，舌苔白腻。⑤脉象弦滑。

次要证候：①时有疼痛。②大便不爽，口干不欲饮。

证型确定：具备主证2项加次证1项，或主证第1项加次证2项。

治法：理气化痰，和胃降逆。

方药：四七汤或半夏厚朴汤加减（半夏、厚朴、紫苏梗、茯苓、陈皮、旋覆花）。

加减：嗳气呕吐明显者加代赭石 15g；大便不通加生大黄 10g、莱菔子 10g；心烦口干、气郁化火者加栀子 10g、山豆根 10g。

（三）瘀血阻络证

主要证候：①上腹疼痛如针刺。②痛有定处，食后加重。③舌质紫暗或见瘀斑。④脉弦。

次要证候：①胃镜可见食管下段狭窄。②食管黏膜可伴有炎症、出血点、溃疡或瘢痕形成。

证型确定：具备主证 2 项加次证 1 项，或主证第 1 项加次证 2 项。

治法：活血化瘀，理气止痛。

方药：血府逐瘀汤加减（桃仁、红花、当归、川芎、赤芍、生地黄、柴胡、桔梗、枳壳、牛膝、丹参）。

加减：瘀阻显著者加三棱 10g、莪术 10g、炙穿山甲 10g；呕吐较甚、痰涎较多者加半夏 12g、瓜蒌 15g。

（四）湿热中阻证

主要证候：①胸脘灼热疼痛。②口苦咽干。③恶心反胃。④舌苔黄腻。⑤脉滑数。

次要证候：①钡餐造影可见食管扩张，食物残留。②胃镜显示食管黏膜充血、肿胀明显或局部糜烂。③口渴不欲饮。④神疲体倦。

证型确定：具备主证 2 项加次证 1 项，或主证第 1 项加次证 2 项。

治法：辛开苦降。

方药：半夏泻心汤加减（半夏、黄芩、黄连、生姜、人参、大枣、茯苓）。

加减：湿偏盛者加薏苡仁30g、厚朴10g、苍术10g；热偏重者加蒲公英15g、栀子15g；呕吐者加竹茹15g、陈皮10g；纳呆少食者加炒麦芽15g、焦神曲15g。

（五）脾胃阴虚证

主要证候：①下咽不利，食后即吐。②胸胁隐隐作痛。③舌红少津。④脉象细数。

次要证候：①胃镜显示：食管扩张，内有食物残渣。②食管黏膜红白相间。③食管下段呈紧闭状。④内镜通过无明显阻力。⑤黏液量多而稀薄。⑥大便干结，胃脘灼热，口干唇燥。

证型确定：具备主证2项加次证1项，或主证第1项加次证2项。

治法：养阴清热，益胃生津。

方药：益胃汤或沙参麦门冬汤加减（沙参、麦冬、生地黄、玉竹、天花粉）。

加减：热偏盛者加栀子10g、黄连3g；大便干结者加火麻仁15g、全瓜蒌15g；烦渴咽燥、噎食不下或食入即吐，改用竹叶石膏汤加大黄。

第三节　胃部疾病的临证与治疗

胃部疾病是发生胃部的器质性或功能性疾病。临床上常见的有慢性胃炎、消化性溃疡和胃癌等。由于篇幅所限，本书以慢性萎缩性胃炎为例，阐述胃部疾病的临证与治疗。

慢性萎缩性胃炎是以局限性或广泛性胃黏膜上皮和固有腺体萎缩，并伴有肠上皮化生和不典型性增生为特征的慢性疾病。其发病与年龄有关，年纪越大，慢性萎缩性胃炎的发生率也随之增高，病变程度也越发加重。此外，胃癌高发区慢性萎缩性胃炎的发病率比低发区要高。

慢性萎缩性胃炎属于中医“胃脘痛、痞满、腹痛、呕吐、呃逆、反胃”等范畴。中医学早在《黄帝内经》中就有了对慢性萎缩性胃炎症状的描述。《丹溪心法·痞》中认为“脾气不和，中央痞塞，皆土邪之所为也”，强调本病病位在脾胃。

一、病因病机

(一) 饮食不节

胃居中焦，主受纳、腐熟水谷。脾升胃降，燥湿相济，共同完成水谷的消化、吸收、输布。饮食不节，或饥或饱，或药物所伤，导致胃失和降。《素问·痹论篇》指出：“饮食自倍，肠胃乃伤。”《医学正传·胃脘痛》亦云：“致病之由，多由纵恣口腹，喜好辛酸，恣饮热酒煎煿，复餐寒凉生冷，朝伤暮损，日积月深……故胃脘疼痛。”药物损伤亦是现代人胃脘病的发病原因之一。

(二) 情志不遂

脾胃运化与肝胆的疏泄密切相关。肝随脾升，胆随胃降，肝木疏土助其运化之功，脾土营木成其疏泄之用。肝为刚脏，性喜条达，若忧思恼怒，则气郁伤肝，肝木失于疏泄，横逆犯胃，导致气机受阻，因而发为胃脘痛、痞满等证。

(三) 脾胃虚弱

脾胃为仓廪之官，主受纳和运化水谷，若饥饱失常，或劳倦过度，或久病脾胃受伤，或长期服药均可导致脾阳不足，中焦虚寒，或胃阴受损，失其濡养而发为疼痛。

(四) 寒邪客胃

外感寒邪，内克于胃，寒主收引，导致胃气不和，发生胃脘痛、痞满等证。《素问·举痛论》说："寒邪克于肠胃之间，膜原之下，血不得散，小络引急，故痛。"

(五) 血瘀

血瘀是指血液运行不畅或者血液瘀滞不通的病理状态。各种外伤(如跌打损伤、金刃所伤、手术创伤等)、气机郁滞、血寒或血热、有形实邪(如湿热、痰浊、砂石等)、气虚或阳虚等因素均可引起瘀血的产生。瘀血既是病理产物，亦是致病因素。胃为多气多血之腑，疾病初期在气分，久病则致血伤入胃络，血行壅滞，导致胃络瘀阻。瘀血形成之后易于阻滞胃腑气机，影响胃腑血脉运行和新血的生成，从而造成胃腑发生病变。正如隋朝巢元方《诸病源候论·痞噫病》所述："血气壅塞不通而成痞也。"清代叶桂《临证指南医案·胃脘痛》也指出："胃痛久而屡发，必有凝痰聚瘀。"血瘀是慢性萎缩性胃炎的基本病机之一，也是慢性萎缩性胃炎发生、发展甚至恶性变的关键病理环节。

二、辨证施治

(一) 肝胃不和证

主要证候：胃脘胀满或胀痛，胁肋胀痛，嗳气，泛酸。

次要证候：胸闷，食少，大便不畅，舌苔薄白，脉弦。

证型确定：具备主证3项加次证1项，或主证2项加次证2项。

治法：疏肝理气，和胃止痛。

方剂：柴胡疏肝散加减（柴胡12g，陈皮12g，川芎10g，白芍10g，枳壳10g，香附10g，甘草6g）。

加减：嗳气者加旋覆花、沉香；肝郁化火，胃脘烧心嘈杂者加黄连、吴茱萸、蒲公英、海螵蛸、瓦楞子；肝火灼伤阴液者可加百合、生地黄。

(二) 脾胃虚弱证

主要证候：胃脘胀满或隐痛，胃部喜按喜暖，大便稀溏，乏力，舌质淡，边有齿痕。

次要证候：食少，气短，懒言，呕吐清水，口淡，脉细弱。

证型确定：具备主证3项加次证1项，或主证2项加次证2项。

治法：温中健脾，和胃止痛。

方药：黄芪建中汤加减（黄芪30g，桂枝15g，白芍18g，甘草6g，生姜9g，大枣6枚，饴糖30g）。

加减：寒邪伤胃者加炮姜、陈皮、吴茱萸；泛吐清水较多者加半夏、干姜、陈皮、干姜；泛酸者去饴糖，加黄连、吴茱萸、海螵蛸、瓦楞子等。

（三）脾胃湿热证

主要证候：胃脘胀满，胀痛，口苦，恶心呕吐，舌质红，舌苔黄腻。

次要证候：胃脘灼热，口臭，尿黄，胸闷，脉滑数。

证型确定：具备主证3项加次证1项，或主证2项加次证2项。

治法：清热利湿、理气和胃。

方药：清中汤加减（黄连12g，栀子8g，陈皮15g，茯苓10g，半夏10g，草豆蔻6g，甘草6g）。

加减：湿偏重者加苍术、藿香、佩兰、砂仁；热偏重者加蒲公英、黄芩；伴呕吐者加竹茹、橘皮；大便不通者加大黄、火麻仁；湿邪阻碍气机引起腹胀者加厚朴、枳实、木香等。

若幽门螺杆菌检测呈阳性，符合脾胃湿热证的患者，宜用灭幽汤（王小娟教授经验方）：黄芩、蒲公英、三七、白及、青皮、陈皮、海螵蛸，本方根据中医辨证施治，结合抗幽门螺杆菌中药的现代药理研究组方而成，临床效果确切，以丸药剂型成为湖南中医药大学第一附属医院院内制剂，广泛运用于临床。

（四）胃阴不足证

主要证候：胃脘胀满，灼痛，胃中嘈杂，饥不思食，口干，舌红少津，舌苔少。

次要证候：食少，干呕，大便干燥，脉细。

证型确定：具备主证3项加次证1项，或主证2项加次证2项。

治法：养阴益胃，和中止痛。

方药：益胃汤合芍药甘草汤加减（沙参15g，麦冬15g，冰糖15g，生地黄15g，玉竹5g，芍药10g，甘草6g）。

加减：气滞仍著者加佛手、玫瑰花、香橼皮；津伤液亏明显者加芦根、天花粉、乌梅；大便干结者加火麻仁、郁李仁、瓜蒌仁；肝阴亦虚者加白芍、枸杞子。

（五）胃络瘀血证

主要证候：胃脘胀满，刺痛，痛处拒按，痛有定处，舌质暗红或有瘀点、瘀斑。

次要证候：黑便，面色暗滞，脉弦涩。

证型确定：具备主证3项加次证1项，或主证2项加次证2项。

治法：理气活血，化瘀止痛。

方药：失笑散合丹参饮加减（蒲黄15g，五灵脂15g，丹参30g，檀香6g，砂仁10g）。

加减：胃痛甚者加延胡索、郁金、川芎、枳壳；气虚血停者加黄芪、党参；阴血不足者加当归、白芍、生地黄、麦冬。

第四节　肛肠疾病的临证与治疗

肛肠疾病是人类特有的常见病、多发病。从广义说，发生在肛门、大肠上的各种疾病都叫肛肠病，常见病有100多种。从狭义说，发生在肛门与直肠上的各种疾病，常见的有30多种。本书重点阐述功能性便秘的临证与治疗。

功能性便秘是一种持续性排便困难，排便次数减少或有排便不尽感的功能性肠病。

功能性便秘可发于任何年龄，女性患病率高于男性，随年龄增长患病率有升高的趋势。不合理的饮食结构、缺乏运动、社会经济地位低下、心理应激、药物、高龄、女性等被认为是与功能性便秘相关的高危因素。

功能性便秘属于中医“便秘”范畴。有关本病的记载，始见于《内经》，《素问·厥论》曰：“太阴之厥，则腹满（膜）胀，后不利”。《素问·举痛论》曰“热气流于小肠，肠中痛，瘅热焦竭，则坚于不得出，故痛而闭不通矣”，认为与脾胃受寒、肠中有热等有关。汉代张仲景提出便秘有寒、热、虚、实等不同病机，并创制了相关的方药。后世医家朱丹溪、张景岳等进一步阐明了便秘的病因病机，指出大便秘结与肺、脾、肾有密切关系。

一、中医病因病机

肠胃积热：脾胃为运化水谷之海，脾主运化，胃主和降，胃与肠相连，水谷入口，经脾的运化输布，胃的腐熟收纳，最后将糟粕转输于大肠，素体热盛，或恣食肥甘厚味，易致胃肠积热，耗伤津液，便燥难排。

气机郁滞：肝郁气滞，则腑气不通，气滞不行，则大肠失运。忧思恼怒，或久坐少动，易导致气机郁滞，通降失常，糟粕内停。

阴亏血少：饮食劳倦，年老体虚，大病产后，均可因体质的不同，而出现气虚阳衰、阴亏血少等情况，导致大肠传导无力，或肠道失濡，而致大便秘结。

阴寒凝滞：外感寒邪，过食寒凉，导致阴寒内盛，凝滞胃肠，糟粕传导不能。

二、辨证施治

（一）肠道实热证

主要证候：①大便干结。②舌红苔黄燥。

次要证候：①腹中胀满或痛。②口干口臭。③心烦不寐。④小便短赤。⑤脉滑数。

证型确定：具备主证2项加次证2项以上，即可诊断。

治法：泄热导滞，润肠通便。

方药：麻子仁丸（火麻仁，芍药，杏仁，大黄，厚朴，枳实）。

加减：大便干结者可加芒硝；心烦易怒、面红耳热、耳鸣者可加龙胆、栀子；便后痔出血者加地榆、槐花。

（二）肠道气滞证

主要证候：①欲便不得出，或便而不爽，大便干结或不干。②腹满胀痛。

次要证候：①肠鸣矢气。②嗳气频作。③烦躁易怒或郁郁寡欢。④纳食减少。⑤舌苔薄腻。⑥脉弦。

证型确定：具备主证2项加次证2项以上，即可诊断。

治法：顺气导滞，降逆通便。

方药：六磨汤（沉香，木香，乌药，枳实，大黄，槟榔）。

加减：大便干结者加火麻仁、郁李仁；腹部攻痛者加厚朴、莱菔子；七情郁结、忧郁寡欢者加柴胡、白芍、合欢皮。

(三) 肺脾气虚证

主要证候：①大便并不干硬，虽有便意，但排便困难。②用力努挣则汗出短气。

次要证候：①便后乏力。②神疲懒言。③舌淡苔白。④脉弱。

证型确定：具备主证2项加次证2项以上，即可诊断。

治法：补气健脾，润肠通便。

方药：黄芪汤(黄芪，陈皮，火麻仁，白蜜)。

加减：气虚下陷者可加升麻、柴胡、桔梗、人参；大便燥结者加杏仁、郁李仁；肺虚久咳气短者加生脉饮及紫菀、白前。

(四) 脾肾阳虚证

主要证候：①大便干或不干，排出困难。②脉沉迟。

次要证候：①腹中冷痛，得热则减。②小便清长。③四肢不温。④面色苍白。⑤舌淡苔白。

证型确定：具备主证2项加次证2项以上，即可诊断。

治法：温阳通便。

方药：济川煎(当归，肉苁蓉，牛膝，泽泻，升麻，枳壳)。

加减：气虚者加黄芪、党参；若为阴虚积滞，腹中冷痛，拘急拒按，可选用大黄附子汤。

(五) 津亏血少证

主要证候：①大便干结，便如羊粪。②舌红少苔或舌淡苔白。

次要证候：①口干少津。②眩晕耳鸣。③腰膝酸软。④心悸怔忡。⑤两颧红。⑥脉弱。

证型确定：具备主证2项加次证2项以上，即可诊断。

治法：养血润燥，滋阴通便。

方药：润肠丸加减（当归，生地黄，火麻仁，桃仁，枳壳）。

加减：腹胀脘痞明显者加厚朴；血虚发热，兼见口干心烦、舌质红、舌苔少、脉细者宜加何首乌、玉竹、知母；年老阴血不足者可加桑葚子、肉苁蓉。

第四章　中医神经系统临证与治疗

第一节　三叉神经痛的临证与治疗

三叉神经痛是指面部三叉神经分布区内有反复发作的阵发性剧痛，又称痛性抽搐。本病70%～80%病例多发生于40岁以上人群，女性略多于男性；多数为单侧性，仅有少数为双侧性。

三叉神经痛属于中医学“面痛”“偏头痛”“头风”“齿槽风”等范畴。

一、病因病机

中医学认为本病的病位在头面部，多由头面部三阳经络受病所致。其病因病机较为复杂，概而言之有外感与内伤之别，同时又与风邪密切相关。

大凡外感致病，因高巅之上，唯风可达，风邪升发，易犯头面，风邪每与寒、火、痰兼夹合邪，以致风寒凝滞，或风火灼伤，或风痰壅阻三阳经络而发为疼痛。内伤致病，每与肝胆郁热，胃热炽盛上炎、阴虚阳亢而化风等密切相关，进而风火攻冲头面；上扰清窍，而致疼痛；或由头面气血瘀滞，阻塞三阳经络，不通则痛，亦为内伤致病之因。

外邪致病，日久不愈，反复发作，常可循经入里，化热伤阴；而内伤致病亦多感受外邪，使病情加重，故内外合邪为患是本病发生的又一临床特点。

二、临床表现与诊断

（一）临床表现

（1）发作情况：疼痛发作前常无预兆，为骤然发生的闪电样、短暂而剧烈的疼痛。患者常描述为电灼样、针刺样、刀割样或撕裂样的剧烈疼痛。发作时患者常以手掌或毛巾紧按病侧面部或用力擦面部以期减轻疼痛。有的在发作时不断做咀嚼动作，严重者常伴有面部肌肉呈反射性抽搐，口角牵向一侧，又称“痛性抽搐”；有时伴有面部发红，皮肤温度增高，结膜充血，流泪，唾液分泌增多，鼻黏膜充血、流涕等症状；有的患者甚至在床上翻滚。每次发作可由数秒钟至1～2分钟后骤然停止。间歇期间一如常人，少数可仍有烧灼感，一般夜间发作间歇期亦较长，可数日发作1次。大多逐渐加重，疼痛发作次数逐渐频繁，甚至数分钟发作1次，以致终日不止。病程可呈周期性发作，每次发作期可持续数周至数月，缓解期可数年不定，但很少有自愈者。部分病例发作周期似与气候有关，春季及冬季较易发病。

（2）触发点及其诱发：在病侧三叉神经分布区某处，如上唇、下唇、鼻翼、口角、门齿、齿根、颊、舌等特别敏感，稍加触动即可引起疼痛发作，这些敏感区临床习惯称为“触发点”。三叉神经第3支（下颌支）诱发疼痛发作多因下颌动作（如咀嚼、呵欠、说话等）及冷、热水刺激下齿处所致，而直接刺激皮肤触发点诱发疼痛发作者较少。诱发第2支（上颌支）疼痛发作则多因刺激皮肤触发点（上唇外1/3、鼻翼、上门齿、颊部及眼球内侧等处）所致，饮冷热水、擤鼻涕、刷牙、洗脸、剃须等可诱发，严重者移动身体带动头部时亦可诱发。严重影响患者生活，即使在间歇期间，患者常不敢进食、大声说话及洗脸，唯恐引起发作。

(3) 侧别及支别：三叉神经痛大多为一侧性，少数双侧疼痛者往往先在一侧，或一侧疼痛发作较对侧严重，经治疗一侧疼痛消失后，对侧发作随之加重。疼痛多由一侧上颌支或下颌支开始(由眼支起病者极少见) 后逐渐扩散到两支，甚至三支均受累，累及三支者较少见。疼痛受累支别，以第3支最多见 (约占60%)，第2支次之 (约占30%)，第1支最少见。两支同时发病者以第2、3支合并疼痛者最常见 (约占80%)，少数可三支同时疼痛。第3支疼痛大多由下颌犬齿部开始，向上放射至耳深部或下颌关节处，少数可呈相反方向放射。大多均局限于第3支支配范围内。第2支疼痛多由鼻孔处开始，放射至眼眶内缘或外缘处，有时可扩散至第1支区域而产生眼部疼痛。

(4) 患者因疼痛发作不敢洗脸、刷牙、剃须、进食，故面部及口腔卫生很差，全身营养不良，面色憔悴，精神抑郁，情绪低落。

(5) 慢性患者，可有营养性障碍，如面部局部皮肤粗糙，眉毛脱落，角膜水肿、混浊，麻痹性角膜炎，虹膜脱出，白内障，甚至咀嚼肌萎缩，等等。

(二) 诊断

(1) 疼痛的部位及触发点：疼痛位于三叉神经的1支或者1支以上的分布区，多为单侧，以面颊、上、下颌及舌部最明显，上唇外侧、鼻翼、颊部、口角、犬齿、舌等处触发点最敏感。进食、说话、刷牙或洗脸均可诱发。

(2) 疼痛的特征：突发的 (无先兆、如闪电式)、短暂的 (数秒钟至数分钟)、剧烈的 (如电击样、针刺样、刀割样、撕裂样、烧灼样）疼痛，发作间歇期完全正常。

（3）临床经过：大多数病情逐渐加重，不经治疗很少自愈。

（4）神经系统检查正常，有时因局部皮肤粗糙，局部触觉可有轻度减退，做过封闭治疗者可有面部感觉减退。应详细检查有无其他神经系统体征，以便与继发性三叉神经痛相鉴别。

三、辨证施治

（一）风寒凝络型

辨证：颜面阵发性剧痛，喜裹头面，惧怕风冷刺激，每遇风寒诱发或加重，舌质淡，舌苔薄白，脉浮紧或弦紧。

施治：疏风散寒，祛风止痛。

方药：川芎茶调散加味。川芎 18g，荆芥、白芷、羌活、防风、薄荷各 10g，桑叶、蔓荆子各 15g，细辛 6g，甘草 3g，清茶少许。

加减：若阳虚恶寒较甚者加麻黄 9g、熟附子 6g；若颜面肌肉抽搐者加蜈蚣 5g、地龙 9g；若寒凝痛甚者加藁本 12g、制川乌 6g；若风寒郁久化热者加菊花 18g。

（二）风热伤络型

辨证：颜面阵发性剧痛，有灼热感，口苦微渴，便秘溲赤，舌边尖红赤，舌苔薄黄而干，脉浮数或弦数。

施治：祛风散热，清络止痛。

方药：菊花茶调散加减。菊花、桑叶、蔓荆子、川芎各 15g，僵蚕、白芷、薄荷各 10g，细辛、荆芥、甘草各 6g，清茶少许。每日 1 剂，水煎服。

加减：若风热较甚者加金银花12g、连翘12g、栀子15g；若口渴津伤者加知母15g、芦根18g、花粉12g；若便秘者加大黄9g；尿赤者加生地黄12g、竹叶15g；若伴寒热往来者加柴胡9g、黄芩15g。

（三）风痰壅络型

辨证：颜面阵发性剧痛，面颊麻木作胀，头重昏蒙，胸膈满闷，呕吐痰涎，舌体胖大，舌苔白腻，脉弦滑。

施治：祛风化痰，通络止痛。

方药：芎辛导痰汤合牵正散。川芎15g，茯苓12g，胆南星、陈皮、半夏、枳壳、白附子、僵蚕各10g，细辛、全蝎、甘草各6g。每日1剂，水煎服。

加减：若兼外感者加荆芥12g、防风15g、羌活15g；颜面肌肉抽搐者加蜈蚣5g、天麻12g；病久入络，酌加桃仁12g、红花12g；面颊麻木不仁者加秦艽15g、丹参9g、鸡血藤18g。

（四）胃火上炎型

辨证：颜面阵发性剧痛，面颊灼热感，甚则胀痛如裂，面红目赤，口臭且干，渴欲饮水，便秘尿赤，舌质红，舌苔黄厚而燥，脉滑数。

施治：清泻胃火，升散郁热。

方药：芎芷石膏汤合清胃散加减。生石膏30g，生地黄、菊花各15g，牡丹皮、薄荷、白芷各10g，川芎9g，黄连、升麻、甘草各6g，羌活3g。每日1剂，水煎服。

加减：若热盛津伤者去羌活，加麦门冬12g、天花粉15g；大便秘结者加大黄112g；上焦有热者加连翘15g、栀子12g、桑叶15g；颜面肌肉抽搐者加僵蚕6g、全蝎6g。

（五）肝火上扰型

辨证：颜面阵发性剧痛而颊有烧灼感，烦躁易怒，头晕目赤，耳鸣口苦，失眠多梦，便秘尿赤，舌质红，舌苔黄，脉弦数。

施治：清肝泄热，降火止痛。

方药：龙胆泻肝汤合升降散加减。龙胆草、生地黄各15g，栀子、黄芩、柴胡、姜黄、车前子（包煎）各10g，蝉蜕、僵蚕、大黄、木通、甘草各6g。每日1剂，水煎服。

加减：若兼头目眩晕者加白芍12g、钩藤15g、菊花18g；面肌抽搐者加龙齿30g、全蝎6g、地龙6g；口干而渴者加玄参15g、麦门冬12g。

（六）瘀血阻滞型

辨证：颜面阵发性剧痛，痛如锥刺或刀割，痛处拒按，经久不愈，无明显寒热诱发因素，舌质紫暗或有瘀点、瘀斑，舌苔薄白，脉弦涩。

施治：活血祛瘀，通窍止痛。

方药：通窍活血汤加减。赤芍、僵蚕、白芷、川芎、桃仁、红花各9g，葱白2根，生姜、全蝎各6g。每日1剂，水煎服。

加减：若瘀血较重者加土鳖虫5g、水蛭6g；面肌抽搐者加蜈蚣6g、地龙6g；兼气滞者加青皮9g、枳壳12g、香附6g；兼热象者加黄芩12g、栀子12g。

第二节　脊神经疾病的临证与治疗

脊神经疾病是指外伤、嵌压、感染、中毒、营养障碍、遗传等原因所引起的脊神经支配区的疾病。本书重点阐述脊髓损伤的临证与治疗。

脊髓损伤是指由于外界直接或间接因素导致脊髓损伤，在损害的相应节段出现各种运动、感觉和括约肌功能障碍，肌张力异常及病理反射等的相应改变。脊髓损伤的程度和临床表现取决于原发性损伤的部位和性质。

在中医学属外伤瘀血所致“腰痛”“痿证”“癃闭”等病症范畴。

一、病因病机

由于受到直接或间接暴力损伤，导致脑气震激，髓窍壅塞不通，阳气不能上达于脑，神明失用，而致肢体失司；或血脉损伤，血溢于脉外，阻塞髓窍，日久筋脉失养而致病。

二、临床表现与诊断

(一) 临床表现

各种原因造成脊髓直接或间接性损伤，而产生一系列的症状，但其临床表现早期与晚期有所不同。脊髓横贯损害时，由断面以下所支配的肌肉麻痹，随意运动、感觉和括约肌的功能障碍。脊髓完全性损害或表现为脊髓休克，或表现为完全性痉挛性四肢瘫痪或截瘫，前者为急性发生，后者为逐渐发展起来形成的。也可表现为脊髓的不完全性横贯性损害。

1. 脊髓休克

见于急性脊髓横贯性损害，脊髓损伤后，在受损平面以下，立即出现肢体的弛缓性瘫痪，肌张力低下或消失，各种反射均减退或消失，病变水平以下深浅感觉完全丧失，膀胱无张力，尿潴留，大便失禁，呈无张力性（充盈性）尿便失禁。

脊髓休克时期的长短除与脊髓损伤本身的各种因素有关外，与患者的年龄，是否感染（如褥疮、尿路感染），是否有严重贫血、营养不良等也有关，特别是褥疮引起的蛋白质丧失，以及膀胱与直肠功能不全等，均可延长休克期限。通常为3～4天至6～8周，平均2～4周。

2. 完全性脊髓损害

脊髓休克过后，损伤平面以下的肌张力增高，腱反射亢进，病理反射阳性，但各种感觉无恢复，并可早期出现总体反射，即当损伤以下的皮肤或黏膜受到刺激时，髋、膝关节屈曲，踝关节跖屈，两下肢内收，腹肌收缩，反射性排尿和阴茎勃起等，但运动和各种感觉及括约肌功能无恢复。这种屈曲性截瘫通常是脊髓完全性横贯损害的指征。而伸直性截瘫现时为脊髓非完全性横贯损害。

3. 不完全性脊髓损害

脊髓病变呈完全性横贯损害者比较少见，更多见者是脊髓不完全性横贯损害，其发生可以是急性的，也可以是慢性的。如为急性病变，其损害虽然是不完全性的，但在早期其生理功能却处于完全抑制状态，即脊髓休克，故在早期与脊髓完全性横贯损害很难区分，必须经过一段时间待脊髓休克逐渐消除后，真正的病灶与体征方可显现出来，其脊髓休克时间通常较完全性损害要短。如为慢性病变，则无脊髓休克表现，随着病变的发展，脊髓损害的表现逐渐出现并加重。

（1）运动障碍：运动障碍的范围与程度决定于病变的性质和部位，肢体瘫痪的程度通常比完全性横贯损伤要轻，肌张力增高的程度和病理反射的出现亦不如完全性横贯损害显著，腱反射的亢进亦较轻，早期即可出现回缩反射。

（2）感觉障碍：脊髓不完全性横贯损害时多数在病灶以下出现感觉障碍，感觉障碍的类别、程度则视感觉传导束受损的情况而定，肛门周围感觉常为完好，并可出现疼痛症状。

（3）膀胱和直肠功能障碍：其出现与脊髓病变程度有关，通常与肢体瘫痪的轻重相平行。轻者可无膀胱直肠功能障碍，但常有排尿困难，重者则常有尿频、尿急甚至尿失禁，膀胱不能排空，大便常秘结，失禁者较少。

4. 脊髓半横切损害的表现

脊髓半横切损害典型者极为罕见，临床多为不典型者。

（二）诊断

结合患者的脊柱外伤史和致伤机制，综合分析临床表现及体征，进行相应的辅助检查（X线、CT、MRI、脊髓造影等），不难做出诊断。

三、辨证施治

（一）督脉受损，脾肾阳虚型

辨证：下利清谷，里寒外热，手足厥逆，脉微欲绝，身反不恶寒，其人面色赤，或痢止，脉不出。

施治：活血通络，补脾益肾。

方药：通脉四逆汤加味。党参、黄芪、牛膝各 20g，附子、干姜、甘草、川断各 10g，丹参、仙灵脾、赤芍、鸡血藤、伸筋草、地龙、桃仁、红花各 15g。每日 1 剂，水煎服。

加减：若吐已下断，汗出而厥，四肢拘急不解，脉微欲绝者，加猪胆汁 10mL。

（二）肝肾阴虚，筋骨失养型

辨证：腰膝酸软，筋骨萎弱，腿足消瘦，步履乏力，舌红少苔，脉细弱。

施治：滋肝益肾，强筋健骨。

方药：虎潜丸加减。熟地黄、党参、当归、白芍、狗脊各 15g，龟甲、补骨脂、黄柏、知母、肉桂、牛膝、伸筋草、干姜、炙甘草各 10g。每日 1 剂，水煎服。

加减：肌肉枯萎加何首乌、紫河车；肢体拘挛，屈伸不利，重用白芍。

四、辅助治疗

（一）成药方

脊髓再生丹、三宝双喜、石斛夜光丸、黄芪注射液。

（二）验方

（1）当归、川芎、泽兰、葛根、土元、郁李仁、泽泻各 12g，丹参 30g，益母草 20g，黑杜仲、肉苁蓉、仙灵脾各 15g，水蛭 6g，枳实、厚朴、合欢皮、石菖蒲、槟榔各 10g，蜈蚣 1 条，水煎服，每日 1 剂，分 2 次服。

（2）甘草6g（炙），附子10g（生，去皮），干姜4.5g，人参3g，以水600mL，煮取240mL，去渣，分温再服。

（三）电针疗方

主穴：取损伤平面上下各一对夹脊穴。

配穴：上肢取曲池、外关、合谷；下肢取环跳、委中、承山、太冲、昆仑、三阴交、阳陵泉。

夹脊穴一般针刺时针尖稍向内倾斜，深度达1～1.5寸。针柄连导线，选用疏波，以患者能耐受为度，配穴不通电，亦可与夹脊穴交替通电。每日1次，留针30分钟，6天为1个疗程，休息2～3天，进行下1个疗程。

（四）推拿疗方

取穴百会、肝俞、脾俞、肾俞、环跳、风市、阳陵泉、足三里、委中、承山、昆仑、解溪、太冲。

手法：滚法，按法，揉法，拿法，拍法，摇法，抖法。

操作：俯卧位，按揉百会5分钟，施滚法于背腰部，按肝俞、肾俞、脾俞、环跳、阳陵泉、足三里、委中、承山、昆仑、解溪、太冲穴，每穴1分钟，拍打背脊部，以皮肤发红为度，施摇法、抖法于下肢。每1个疗程为15天，休息3天，进行下1个疗程。

第三节　神经元疾病的临证与治疗

神经元疾病，本病病因至今不明。虽经许多研究，提出过慢病毒感染、免疫功能异常、遗传因素、重金属中毒、营养代谢障碍以及环境等因素致病的假说，但均未被证实。本书重点阐述多发性神经病的临证与治疗。

多发性神经病又称末梢性神经炎，是肢体远端的多发性神经损害，是一种以四肢对称性末梢型感觉障碍，四肢远端弛缓性不完全性瘫痪和自主神经功能障碍为主要表现的周围神经疾病。

本病多发于青壮年，主要表现为四肢远端对称性分布的感觉、运动和营养功能障碍。感觉障碍多为感觉异常，如蚁走感、刺痛等。检查时可发现有手套、袜套状的深、浅感觉障碍，病变区常有肌肉压痛。运动障碍表现为肢体远端对称性无力，病程较久者可出现肌肉萎缩。肢体远端可见皮肤菲薄、干燥、汗少或出汗过多，指、趾甲粗糙、松脆等神经营养障碍。

本病属于中医“痿症”“痹症”“麻木”等病症范畴。

一、病因病机

（1）湿热浸淫：外感湿邪，湿郁化热，湿热内蕴，浸淫筋脉，痹阻气血，气机不利，湿盛困束阳气，热盛耗伤精血，宗筋肌肤失养而麻木不仁，四肢痿软无力。

（2）寒湿阻络：居处潮湿之地，或冒雨涉水，夜寒露宿，以致寒湿之邪侵袭人体，注于经络，留于关节，屈伸不利，气血运行受阻，不能濡养肌肤。

（3）气虚血瘀：劳倦过度，正气不足，无以温煦脏腑肢体，卫气失温，不能推动血行，以致气血在经络中流通不畅，无法通达四肢，故见四肢麻木无力。

（4）脾胃虚弱：脾胃为后天之本，气血生化之源，若素体亏虚或饮食失调以致脾胃运化不足，气血生化无源，不能濡养皮毛、肌肉，宗筋弛缓，乃致四肢痿废不用。

（5）肝肾不足：肝藏血，主筋，肾藏精，主骨，久病失治，或房劳伤肾，下元受损，精血不足，肾中水亏火旺，筋脉失其濡养，而见筋肉消枯，肢体痿废，手足麻木。

二、临床表现与诊断

（一）临床表现

由于病因不同，起病的病程可有急性、亚急性、慢性、复发性之别。本病可发生于任何年龄，大部分患者症状在几周到几月内发展，病情及各种功能受损程度不同，神经表现具有以下共同特点。

（1）感觉障碍：受累肢体远端可有疼痛、蚁走、灼热、针刺等感觉异常。病变区可有触痛及肌肉压痛。与此同时或稍后，出现从肢体远端开始的对称性深和（或）浅感觉减退或消失，通常各种感觉均有障碍，但其程度可有不同，典型的分布呈手套、袜子状的感觉障碍。

（2）运动障碍：表现为肢体远端对称性的下运动神经元性瘫痪，依病情的轻重，可为轻瘫或全瘫，肌张力减低，肌肉开始出现萎缩，其特点是远端重于近端，肌肉萎缩的下肢以胫前肌、腓骨肌，上肢以骨间肌、蚓状肌、大小鱼际肌为明显，可出现手足下垂。行走时呈跨阈步态，后期可因肌肉萎缩而发生畸形。

（3）腱反射：四肢腱反射减低或消失，踝反射的减低常较膝反射为早。

（4）自主神经功能障碍：肢体远端皮肤发凉、苍白、菲薄或干燥、脱屑，汗多或无汗，指（趾）甲粗糙、松脆。

（二）诊断

（1）远端明显的运动障碍、感觉障碍。

（2）深反射减弱或消失。

（3）双侧对称性受累。

（4）也可出现脑神经、自主神经症状。

（5）电生理检查：①神经传导速度减慢。②肌电图：NMU（神经肌肉单位）减少，可见多相性电位。

三、辨证施治

（一）湿热浸淫型

辨证：肢体远端弛缓无力，肌肤麻木不仁，手足肿胀，纳差，腹胀便溏，小便短赤，舌质红，舌苔黄腻，脉濡数或弦滑数。

施治：清热利湿，通经活络。

方药：二妙丸加减。苍术、茯苓各20g，黄柏、川牛膝、生薏苡仁、羌活各15g，防己10g，草薢、木瓜各12g。

加减：肌肉疼痛者加乳香、没药；发热加栀子、板蓝根；胸脘痞闷、四肢肿胀者加厚朴、泽泻；口干心烦者加生地黄、麦冬。

（二）寒湿阻络型

辨证：肢端麻木，冷痛，肿胀，手足无力，甚者痿废不用，纳呆，舌淡，舌苔白腻，脉濡或紧。

施治：散寒除湿，祛风通络。

方药：薏苡仁汤加减。薏苡仁20g，丹皮、当归、鸡血藤各15g，桃仁、川芎、赤芍、羌活、独活、桑枝、苍术、蚕沙各10g。每日1剂，水煎服。

加减：上肢为主者加姜黄；下肢为主者加牛膝；疼痛者加制乳香、没药；舌苔黄腻，脉濡数等寒湿化热者，去苍术，加知母、黄柏。

（三）气虚血瘀型

辨证：四肢远端麻木、肿胀、疼痛、痿软无力，皮肤色暗或有瘀斑，舌质紫暗或有瘀点，舌苔薄白，脉细涩。

施治：益气活血，通经活络。

方药：补阳还五汤加减。黄芪30g，当归15g，川芎、地龙、桃仁、红花、赤芍各10g。每日1剂，水煎服。

加减：手足无力，肿胀汗出，加党参、茯苓、桂枝；阳虚肢冷，加细辛、桂枝；肌肤麻木不仁者，加丹参、三七粉。

（四）脾胃虚弱型

辨证：四肢麻木无力，手足不温，皮肤菲薄无光泽，甚有肌肉萎缩，神疲倦怠，颜面虚浮，少气懒言，纳差便溏，舌质淡胖，舌苔薄白，脉细弱无力。

施治：健脾和胃，益气通脉。

方药：补中益气汤加减。黄芪20g，党参、白术各15g，当归、陈皮、升麻、柴胡各10g，甘草5g。每日1剂，水煎服。

加减：阳虚肢寒，加桂枝、细辛、干姜、薏仁；肌肉萎缩，加阿胶；乏力纳呆，加神曲、鸡内金、砂仁。

(五)肝肾不足型

辨证：肢端麻木，甚则感觉消失，肢体痿软无力或拘急疼痛，肌肉萎缩，关节变形，伴有头晕耳鸣，腰膝酸软，盗汗遗精，舌质淡红少苔，脉沉细或细数。

施治：滋补肝肾，育阴清热。

方药：大补阴丸加减。龟甲 30g，猪脊髓 15g，熟地黄、知母、黄柏各 10g，蜂蜜 5g。

加减：阴阳俱虚者加仙灵脾、补骨脂、肉桂、附子；面色无华，心悸怔忡，加黄芪、当归、党参；肢端挛急、变形者加全蝎、蜈蚣、地龙。

第五章　中医五官系统临证与治疗

第一节　耳胀耳闭的临证与治疗

耳胀耳闭是指以耳内胀闷堵塞感及听力下降为主要特征的耳病。冬春季节多发，可见于任何年龄，但儿童发病率较高，是小儿常见的致聋原因之一。西医学的分泌性中耳炎、气压损伤性中耳炎等疾病可参考本病进行辨证施治。

一、耳胀耳闭的诊断

（一）病史与症状

（1）病史：可有上呼吸道感染病史。

（2）症状：以单侧或双侧耳内胀闷堵塞感为突出症状，可伴有不同程度的听力下降、自听增强或耳鸣，新发病者可有耳痛。耳内胀闷堵塞感在按压耳屏后可暂时减轻。鼓室有积液初起，卧位时听力可暂时改善；日久积液黏稠时，听力可不因头位变动而改变。耳鸣多为间歇性低音调声响，如机器声、风声，当打哈欠、擤鼻及头部运动时可有好转，且耳内可出现气过水声。

（二）局部检查

早期可见鼓膜充血、内陷，光锥缩短、变形或消失，锤骨柄向后上移位，锤骨短突明显向外突起。当鼓室积液时鼓膜可呈淡黄、橙红或琥珀色，或呈油蜡状，若积液未充满鼓室，可透过鼓膜见到液平面或气泡影。病久者，可见鼓膜极度内陷或粘连、或见灰白色斑块，或萎缩，鼓膜颜色可呈灰蓝或乳白色，鼓膜紧张部可有扩张的微血管。

（三）听力检查

（1）音叉试验：患耳任内试验（RT）：（-），韦伯试验（WT）：偏向患侧，施瓦巴赫试验（ST）：延长。

（2）纯音测听：多呈传导性耳聋，日久可呈混合性耳聋。

（3）声导抗测试：鼓室导抗图呈负压型（C 型）或平坦型（B 型）。

二、临床典型案例

沈某，男，33 岁。诉双耳闷胀、听力下降 1 个月。患者 1 个月前感冒后出现右耳胀闷感，自服抗感冒药后，右耳胀闷不减，且出现左耳胀闷，双耳听力下降，伴左耳鸣，呈“嗡嗡”声。经多家医院诊治，症状无明显缓解。检查：双外耳道正常，鼓膜完整、内陷，呈橙黄色。鼻黏膜暗红肿胀，鼻腔无明显分泌物，鼻咽部检查未见新生物及异常分泌物。纯音测听双耳呈传导性耳聋；声导抗测试显示双耳呈 B 型声导抗图。伴胸闷纳呆，腹胀便溏，肢倦乏力，面色不华，舌质淡红，边有齿印，舌苔薄白，脉细缓。

三、根据病例提出诊断与鉴别诊断、辨证、治疗

（一）诊断依据及鉴别诊断

本病例的诊断为何病？其诊断依据是什么？应该与哪些疾

病进行鉴别?

1. 诊断依据

本病例的诊断为耳胀耳闭(分泌性中耳炎),其诊断依据如下:

(1) 有感冒病史,双耳胀闷堵塞感、听力下降、耳鸣。

(2) 耳内镜检查鼓膜完整、内陷,呈橙黄色。

(3) 纯音听阈测试显示双耳呈传导性耳聋;声导抗测试显示双耳呈 B 型声导抗图。

2. 鉴别本病应与以下疾病相鉴别

(1) 与脓耳相鉴别:耳胀耳闭和脓耳均可有耳内疼痛、听力下降、耳闷塞感和上呼吸道感染史,但是脓耳疼痛剧烈,且鼓膜充血明显,常有穿孔、耳流脓;耳胀耳闭则以耳内胀闷感为主,鼓膜内陷,可有积液征。

(2) 与鼻咽癌引起的鼓室积液相鉴别:鼻咽癌发于咽隐窝者也可有耳内闷塞感、听力下降及耳鸣等表现。但耳胀耳闭多有上呼吸道感染史,且鼻咽部检查正常。而鼻咽癌多有回缩鼻涕带血,且在鼻咽部检查、EB 病毒检测及影像学检查中有阳性发现。

(二) 辨证论治

1. 本病例辨证

本病例辨证为脾虚湿困证,其辨证要点为耳内胀闷堵塞感,日久不愈,伴听力下降,耳鸣,呈“嗡嗡”声。鼓膜完整、内陷,呈橙黄色。伴胸闷纳呆,腹胀便溏,肢倦乏力,面色不华;舌质淡红,边有齿印,舌苔薄白,脉细缓。

2. 耳胀耳闭的其他常见证型

(1) 风邪袭耳证。其辨证要点为:耳内作胀或微痛,耳鸣如闻风声，自听增强，听力减退，常欲轻按耳门以减耳部不适。鼓膜微红、内陷或有液平面，鼓膜穿刺可抽出积液。全身可伴有表证，舌质淡红，舌苔白，脉浮。

（2）肝胆蕴热证。其辨证要点为：耳内胀闷堵塞感，耳内微痛，耳鸣声响如机器声，自听增强，重听；鼓膜内陷，周边轻度充血，若见液平面，鼓膜穿刺可抽出黄色较黏稠的积液；烦躁易怒，口苦口干；舌红苔黄，脉弦数。

（3）气血瘀阻证。其辨证要点为：耳内胀闷阻塞感，日久不愈，甚则如物阻隔，听力减退明显，日渐加重，耳鸣如蝉或嘈杂声，鼓膜内陷明显，甚则粘连，或鼓膜增厚、萎缩，有灰白色沉积斑；舌质淡暗，舌边有瘀点，脉细涩。

（三）治疗

本病的发生与肺、脾、肝三脏功能失调有关。初期多为实证，多属风邪侵袭，经气痞塞，或肝胆湿热，上蒸耳窍；病久则多为虚实夹杂证，多属脾虚失运、湿浊困耳，或邪毒滞留，气血瘀阻。临诊应辨证内治与外治相结合，并注意通窍法的运用。

1. 本病的中医辨证论治

（1）风邪袭耳证。治以疏风散邪，宣肺通窍。用荆防败毒饮加减。风热外袭者，可用银翘散加减。头痛甚者加桑叶、菊花；咳嗽咽痛加前胡、杏仁、板蓝根之类；耳胀堵塞甚者加石菖蒲，以加强散邪通窍之力；中耳积液多者加车前子、木通以清热利湿。

（2）肝胆蕴热证。治以清泻肝胆，利湿通窍。用龙胆泻肝汤加减。耳堵闷甚者可加苍耳子、石菖蒲。

（3）脾虚湿困证。治以健脾利湿，化浊通窍。用参苓白术散加减。中耳积液多者可加泽泻、藿香；肝气不舒，心烦胸闷者，选加柴胡、白芍、香附，以疏肝理气通窍；脾虚甚者，加黄芪以补气健脾。

(4) 气血瘀阻证。治以行气活血，通窍开闭。用通窍活血汤加减。可加柴胡、石菖蒲以助调理气机而散上部之邪；若瘀滞兼脾虚明显，见少气纳呆，舌质淡，脉细缓，可用益气聪明汤，或补中益气汤配合通气散加减；若兼肝肾阴虚，见咽干口燥、大便干结、手足心热，可用耳聋左慈丸合通气散加减；若偏于肾阳虚，用金匮肾气丸合通气散加减。

2. 本病的其他中医治疗方法

(1) 中成药治疗。①防风通圣丸、川芎茶调散，适用于耳胀耳闭风邪袭耳证。②龙胆泻肝丸、当归龙荟丸，适用于耳胀耳闭肝胆蕴热证。③香砂养胃丸、二陈丸，适用于耳胀耳闭脾虚湿困证。④丹七片，适用于耳胀耳闭气血瘀阻证。

(2) 外治法。①滴鼻法：使用具有疏风消肿、通窍作用的药液滴鼻，使鼻窍及耳窍通畅，减轻堵塞，并促使耳窍积液的排出。②鼓膜按摩法；以食指插入外耳道口，轻轻摇动数次后，突然拔出，重复10次；或以两手掌心稍用力加压于外耳道口后，突然移开，反复20次。③咽鼓管吹张：可做捏鼻鼓气法自行吹张。

(3) 穴位疗法。①体针：耳周取听宫、听会、耳门、翳风；远端可取合谷、内关，用泻法。脾虚者加灸足三里、脾俞、伏兔等穴；肾虚加刺三阴交、关元、肾俞，用补法或加灸。②耳针：取内耳、神门、肺、肝、胆、肾等穴位埋针，或用王不留行籽贴压，经常用手轻按贴穴。③穴位注射：取耳门、听宫、听会、翳风等做穴位注射，药物可选用丹参注射液、当归注射液等。④穴位磁疗：在翳风、听宫等穴贴磁片，或加电脉冲，以疏通经络气血。

（4）其他治疗。如激光、红光、超短波、微波治疗等。

第二节　脓耳的临证与治疗

脓耳是指以鼓膜穿孔、耳内流脓、听力下降为主要特征的耳病。可发生于任何季节，夏季发病率较高，急性脓耳好发于婴幼儿及学龄前儿童。脓耳严重者可引起脓耳变证，甚至危及生命。西医学的急、慢性化脓性中耳乳突炎等病可参考本病进行辨证施治。

一、脓耳的诊断

（一）病史与症状

（1）病史：初发病者大多有外感病史，或有鼓膜外伤、污水入耳史；病久者有耳内反复流脓史。

（2）症状：新病者，以耳痛逐渐加重，听力下降，耳内流脓为主要症状。全身可有发热、恶风寒、头痛等症状。小儿急性发作者，症状较重，可见高热，并伴有呕吐、泄泻或惊厥。鼓膜穿孔流脓后，全身症状迅速缓解。病久者，主要表现为耳内反复流脓或持续流脓、听力下降。

（二）局部检查

（1）鼓膜检查。新病者，初起可见鼓膜松弛部、锤骨柄及周边部的血管呈放射状充血，继之鼓膜弥漫性充血。穿孔前，鼓膜向外膨出，鼓膜标志消失。穿孔多位于鼓膜紧张部，初始甚小，可见脓液从该小孔搏动性流出（灯塔征），随后穿孔可逐渐扩大。

病久者，鼓膜紧张部或松弛部常可见大小不等的穿孔。

(2) 乳突部触诊。急性期可有轻度触压痛。

(三) 特殊检查

纯音听力测试多为传导性耳聋，少数为混合性耳聋，程度轻重不一。

(四) 实验室检查

早期鼓膜穿孔前，血常规检查中白细胞总数明显偏高，鼓膜穿孔后或慢性者，血常规可正常。

(五) 影像学检查

颞骨 X 线或 CT 摄片可显示鼓室、乳突密度增高或骨质破坏。

二、临床典型案例

王某，女，29 岁，诉左耳疼痛、流脓 1 天。患者 5 天前感冒，鼻塞、流涕，未曾服药。1 天前出现左耳内疼痛，呈跳痛感，放射至左侧头部；伴发热、口苦、咽干、大便秘结，小便黄。6 小时前左耳流出脓血性分泌物后耳痛、头痛消除，发热消退。耳部检查见鼓膜弥漫性充血、膨隆，紧张部见“灯塔征”，有血性脓液呈搏动性溢出；左侧乳突有轻度压痛；鼻黏膜充血肿胀，鼻底部见黄脓涕；纯音测听左耳呈传导性耳聋。中耳 CT 显示左耳乳突气房微混浊，间隔不清。舌质红，舌苔黄，脉滑数。

三、根据病例提出诊断与鉴别诊断、辨证、治疗

（一）诊断依据及鉴别诊断

本病例的诊断为何病？其诊断依据是什么？应该与哪些疾病进行鉴别？

1. 本病例的诊断

本病例的诊断为脓耳（急性化脓性中耳炎），其诊断依据如下。

（1）有感冒病史，左耳剧烈疼痛、流脓。

（2）耳内镜检查见鼓膜呈现弥漫性充血、穿孔、溢脓，有“灯塔征”。

（3）中耳 CT 显示左耳乳突气房微混浊，间隔不清。

2. 本病应与以下疾病相鉴别

（1）与耳疮、耳疖相鉴别。脓耳、耳疮和耳疖都可有耳内疼痛、流脓，发热，传导性耳聋表现。但脓耳可表现为多种形式的鼓膜穿孔，而耳疮和耳疖则没有鼓膜穿孔。另外，由于耳疮外耳道皮肤的充血肿胀、耳疖外耳道局部的充血隆起，可有耳郭牵拉痛或耳屏压痛，而脓耳则没有。

（2）与大疱性鼓膜炎相鉴别。大疱性鼓膜炎和脓耳都有耳内剧痛、流血性分泌物，后耳痛迅速缓解，以及传导性耳聋表现。但大疱性鼓膜炎只是鼓膜上皮层的破溃，没有穿孔。

（3）与耳胀耳闭相鉴别。耳胀耳闭和脓耳都有耳内疼痛、耳闷塞感和上呼吸道感染史，但脓耳疼痛剧烈，且鼓膜充血明显，有穿孔，耳胀耳闭则以耳内胀闷感为主，鼓膜呈现内陷，可有积液征。

（二）辨证论治

1. 本病例辨证

本病例辨证为肝胆火盛证，其辨证要点为：耳痛、耳流脓色黄带血，鼓膜红赤较甚且外突或其紧张部穿孔，听力下降，伴发热、面红目赤，口苦咽干，胸胁胀痛，舌红苔黄，脉弦数有力。

2. 脓耳的其他常见证型

（1）风热外侵证。其辨证要点为：耳内作胀、疼痛、鼓膜充血呈放射状或潮红，或紧张部小穿孔，听力下降，伴发热恶寒、头痛鼻塞，舌质红，舌苔薄白或薄黄，脉浮数等。

（2）脾虚湿困证。其辨证要点为：耳内流脓清稀不臭，缠绵日久，多呈间歇性发作，鼓膜中央性穿孔，听力下降，患者常兼见头重头胀，口淡不渴，肢倦，面色少华，纳差，便溏，舌淡苔白，脉缓弱等症。

（3）肾元亏损证。其辨证要点为：耳内流脓不畅，呈豆腐渣样，气味臭秽，日久不愈，鼓膜边缘性或松弛部穿孔，听力明显减退，全身可见头晕，神疲，腰膝酸软，舌淡红，舌苔薄白或少苔，脉细弱。

（三）治疗

脓耳的发病外因多由风热湿邪侵袭，内因多属肝、胆、脾、肾脏腑功能失调，与肺、肝胆、脾、肾经关系比较密切。脓耳发病有急慢、虚实或虚实夹杂之分。脓耳初期多为实证，热证；病久则多为虚证或虚实夹杂证。急性脓耳以邪实为主，应辨证内治与外治相结合；慢性脓耳多属正虚邪滞，常反复加重或症状缠绵难愈，临床上尤以外治更为重要，可收到事半功倍之效。

1. 本病的中医辨证论治

（1）风热外侵证。治以疏风清热，解毒消肿。用疏风清热汤加减。若耳痛较甚、鼓膜红赤肿胀者，为火热壅盛，可配合五味消毒饮，以加强清热解毒、消肿止痛之功。

（2）肝胆火盛证。治以清肝泻火，解毒排脓。用龙胆泻肝汤加减。若火热炽盛，耳窍内肿胀，流脓不畅者，可选用仙方活命饮加减，以清热解毒，消肿排脓。

（3）脾虚湿困证。治以健脾渗湿，补托排脓。用托里消毒散加减。若因清阳之气不得上达清窍，而见倦怠乏力，头晕头重者，可选用补中益气汤加减。若因脾虚失运，而见脓液清稀量多、纳差、便溏者，可选用参苓白术散加减。若脓液多可加薏苡仁、冬瓜仁、车前子、地肤子等利湿排脓；若脓液脓稠或黄白相兼，鼓膜红肿，为湿郁化热，可酌加鱼腥草、天花粉、野菊花、蒲公英等清热排脓。

（4）肾元亏损证。治以补肾培元，祛腐化湿。肾阴虚者，可用知柏地黄丸加减，常配伍鱼腥草、金银花、木通、夏枯草、桔梗等祛湿化浊药。若肾阳虚者，可用金匮肾气丸加减。若因湿热久困，腐蚀骨质，而见脓液秽浊，有臭味者，可加赤芍、皂角刺、穿山甲、马勃、桃仁、红花、乳香、没药、泽兰等活血排脓。

2. 本病的其他中医治疗方法

（1）中成药治疗。①龙胆泻肝丸，适用于脓耳肝胆火盛证；②补中益气丸、参苓白术散，适用于脓耳脾虚湿困证；③知柏地黄丸，适用于脓耳阴虚火旺证；④金匮肾气丸，适用于脓耳肾阳不足证。

（2）外治法。如清洁法、吹药法、滴耳法、涂敷法、滴鼻法等。①清洁法：可用 3% 双氧水清洁外耳道，也可用负压吸引法清除脓液，以便引流通畅，有助于药物直接作用于病灶。②滴耳法：选用具有清热解毒、消肿止痛作用的药液滴耳。③吹药法：用可溶性药粉吹布患处。先清除耳道积脓及残留的药粉，然后用喷粉器将药粉轻轻吹入，均匀散布于患处，一日1～2次，严禁吹入过多造成药粉堆积，妨碍引流。鼓膜穿孔较小或引流不畅时，应慎用药粉吹耳。④涂敷法：脓耳引发耳周局部红肿疼痛，可用紫金锭磨水涂敷，或如意金黄散调敷，以清热解毒，消肿止痛。⑤滴鼻法；脓耳患者常因鼻塞流涕导致病情加重，或迁延不愈，可用芳香通窍的滴鼻剂滴鼻。

（3）穴位疗法。①体针：实证脓耳，取翳风、听宫、听会、外关、阳陵泉等穴，每日1次；发热者，加刺合谷、曲池。虚证脓耳，取足三里、阳陵泉、侠溪、丘墟等穴，每日1次。②耳穴贴压：取神门、肝、胆、肺、肾、肾上腺等耳穴，用王不留行籽贴压，经常用手按压。③灸法：脓耳病久，体质虚寒者，选用翳风穴温和灸，每次约1分钟，灸至局部有热感，每天1次，亦可配合足三里艾灸。④放血法：取同侧耳垂或耳尖放血泻热，以止实证脓耳耳内剧痛。

第三节　鼻渊的临证与治疗

鼻渊是指以鼻流浊涕、量多不止为主要特征的鼻病。临床上常伴有头痛、鼻塞、嗅觉减退等症状，是鼻科的常见病、多发病之一。西医学的急、慢性鼻窦炎等可参考本病进行辨证施治。

一、鼻渊的诊断

1. 病史与症状

（1）病史：初发病者大多有外感、疲劳病史；病久者有鼻炎反复发作史。

（2）症状：鼻涕脓稠，量多不止，伴鼻塞、头昏、头痛、嗅觉减退、记忆力下降。头痛的部位常局限于前额、鼻根、颌面部及头顶部等，可有一定的规律性。症状可局限于一侧，也可双侧同时发生。

2. 局部检查

鼻黏膜充血肿胀，鼻甲肥大，中鼻道或嗅裂积脓涕。病久者可见中鼻甲息肉样变或生息肉。前额、颌面或鼻根等部位或有红肿及压痛。

3. 特殊检查

上颌窦穿刺冲洗可了解窦内有无脓液及其性质、量、气味等。

4. 实验室检查

急性鼻窦炎者，血常规检查中白细胞总数可偏高，也可正常，慢性者血常规可正常。

5. 影像学检查

鼻窦 X 线或 CT 摄片常显示窦腔模糊、密度增高及混浊，或可见液平面。

二、临床典型案例

陈某，女，46 岁。主诉：鼻塞、流脓涕 10 天，加重 1 天。伴头痛、发热。现病史：患者 10 天前因感冒，出现鼻塞，流涕，曾在外院就诊，先后予以滴鼻、口服药物（具体不详）等治疗，疗效不显。昨起鼻塞加重、黄脓涕增多，并出现发热、头痛左侧为甚，遂来就诊。鼻腔检查见鼻黏膜充血肿胀，双中、下鼻甲肿大，中鼻道、鼻底有较多脓性分泌物，左侧上颌窦压痛明显。鼻窦 X 线片示：双侧上颌窦黏膜增厚，左侧上颌窦有积液。全身伴有口苦，咽干，急躁易怒。舌质红，舌苔黄腻，脉弦数。

三、根据病例提出诊断与鉴别诊断、辨证、治疗

（一）诊断依据与鉴别诊断

1. 本病例的诊断

本病例的诊断为鼻渊（急、慢性鼻窦炎），其诊断依据如下。

（1）有感冒病史。

（2）有鼻塞加重、黄脓涕增多，并出现发热、头痛等症状。

（3）专科检查见鼻黏膜充血肿胀，双中鼻甲肿大，中鼻道、鼻底有较多脓性分泌物；左侧上颌窦压痛明显。

（4）鼻窦 X 线片示：双侧上颌窦黏膜增厚，左侧上颌窦有积液。

2. 鼻渊与鼻窒相鉴别

鼻渊及鼻窒都有鼻塞症状。但是鼻窒以鼻塞为主要特征，其鼻塞逐渐加重，可表现为交替性、间歇性或持续性；鼻黏膜肿胀以下鼻甲肿胀为主，鼻涕黏稠、色黄量少；影像学检查鼻窦无阳性体征。而鼻渊则是以浊涕多为主要特征，其鼻塞不如鼻窒明显，常于擤鼻涕后鼻通气改善；鼻黏膜红肿，以中鼻甲肿胀为主，脓涕量多，常可见中鼻道和嗅沟积脓涕；影像学检查鼻窦有阳性体征。

（二）辨证论治

1. 本病例辨证

本病例辨证为胆腑郁热证，其辨证要点为：鼻塞，流大量黄脓涕，鼻黏膜充血肿胀，双中、下鼻甲肿大，中鼻道、鼻底有较多脓性分泌物，左侧上颌窦压痛明显；伴发热、左侧头痛较重，口苦，咽干，急躁易怒。舌质红，舌苔黄腻，脉弦数。

2. 鼻渊的其他常见证型

（1）外邪袭肺证。其辨证要点为：鼻塞，鼻涕量多而白黏或黄稠，嗅觉减退，头痛，可兼有发热恶风，汗出，舌质红，舌苔薄白，脉浮。鼻黏膜充血肿胀，尤以中鼻甲为甚，中鼻道或嗅沟可见黏性或脓性分泌物。头额、眉棱骨或颌面部叩痛，或压痛。

（2）肺经蕴热证。其辨证要点为：鼻塞，鼻涕量多黄稠，嗅觉减退，头痛，可兼有汗出，咳嗽，痰多，舌质红，舌苔黄，脉数。检查见鼻黏膜充血肿胀，尤以中鼻甲为甚，中鼻道或嗅沟可见黏性或脓性分泌物。头额、眉棱骨或颌面部叩痛，或压痛。

（3）脾胃湿热证。其辨证要点为：鼻塞重而持续，鼻涕黄浊而量多，嗅觉减退。头昏闷，或头重胀，倦怠乏力，胸脘痞闷，纳呆食少，小便黄赤，舌质红，舌苔黄腻，脉滑数。检查见鼻黏膜红肿，尤以肿胀更甚，中鼻道、嗅沟或鼻底见有黏性或脓性分泌物，颌面、额头或眉棱骨压痛。

（4）肺气虚寒证。其辨证要点为：鼻塞或重或轻，鼻涕黏白，稍遇风冷则鼻塞加重、鼻涕增多，喷嚏时作，嗅觉减退，头昏，头胀，气短乏力，语声低微，面色苍白，自汗，畏风寒，咳嗽痰多，舌质淡，舌苔薄白，脉缓弱。检查见鼻黏膜淡红肿胀，中鼻甲肥大或息肉样变，中鼻道可见有黏性分泌物。

(5) 脾气虚弱证。其辨证要点为：鼻涕白黏或黄稠，量多，嗅觉减退，鼻塞较重，食少纳呆，腹胀便溏，脘腹胀满，肢困乏力，面色萎黄，头昏重，或头闷胀。舌淡胖，舌苔薄白，脉细弱。检查见鼻黏膜淡红，中鼻甲肥大或息肉样变，中鼻道、嗅沟或鼻底见有黏性或脓性分泌物潴留。

(三) 治疗

本病有虚证与实证之分。实证者起病急，病程短，多为热证，或为肺经风热，或为胆腑郁热，或为脾胃湿热。虚证者病程长，缠绵难愈，以肺虚、脾虚为多。但临床上纯粹虚证者极为少见，多表现为虚实夹杂之证。临诊须辨明疾病的寒、热、虚、实，病位归属，再结合全身兼症，方可药到病除。在用药时应注意通窍法的灵活运用，各型均可选加苍耳子、薄荷等芳香通窍之品，或配合运用苍耳子散。

1. 本病的中医辨证论治

(1) 外邪袭肺证。治以疏风散邪，宣肺通窍。风热外袭者用银翘散加减，风寒侵袭者则以荆防败毒散加减。若鼻涕量多者，可酌加蒲公英、鱼腥草、栝楼等；若鼻塞甚者，可酌加苍耳子、辛夷等。

(2) 肺经蕴热证。治以清宣肺脏，泻热通窍。用泻白散加减。若肺热甚，加黄芩、栀子以清泻肺热；若鼻塞，咳嗽痰多者，可酌加杏仁、紫菀、款冬花等；若鼻塞，涕多者，可酌加半夏、陈皮、苍耳子、辛夷等。

(3) 胆腑郁热证。治以清泻胆热，利湿通窍。用龙胆泻肝汤加减。若以胆火炽感证，可用当归龙荟丸或藿胆丸加减。若鼻塞甚者，可酌加苍耳子、辛夷、薄荷等；若头痛甚者，可酌加菊花、蔓荆子。

（4）脾胃湿热证。治以清热利湿，化浊通窍，用甘露消毒丹加减。若鼻塞甚者，可酌加苍耳子、辛夷等；若头痛者，可酌加白芷、川芎、菊花等；若鼻涕带血者，可酌加仙鹤草、白茅根、鱼腥草、蒲公英等。

（5）肺气虚寒证。治以温补肺脏，益气通窍，用温肺止流丹加减。临床应用时可加辛夷、苍耳子、白芷以芳香通窍。若头额冷痛，可酌加羌活、白芷、川芎等；若畏寒肢冷、遇寒加重者，可酌加防风、桂枝等；若鼻涕多者，可酌加半夏、陈皮、薏苡仁等；若喷嚏、流清涕者，可酌加黄芪、白术、防风等。

（6）脾气虚弱证。治以健脾利湿，益气通窍，用参苓白术散加减。若伴有清阳不升者，可用补中益气汤加减。若鼻涕浓稠量多者，可酌加陈皮、半夏、枳壳、栝楼等；若鼻塞甚者，可酌加苍耳子、辛夷花。

2. 本病的其他中医治疗方法

（1）中成药治疗。①双黄连口服液，适用于鼻渊外邪袭肺证。②辛芩颗粒，适用于鼻渊肺经蕴热证。③龙胆泻肝丸、鼻窦炎口服液、鼻渊舒口服液，适用于鼻渊胆腑郁热证。④补中益气丸、参苓白术散，适用于鼻渊脾气虚弱证。⑤玉屏风散，适用于鼻渊肺气虚寒证。⑥藿胆丸，适用于鼻渊脾胃湿热证。

（2）外治法。如滴鼻法、熏鼻法、蒸汽吸入、局部超短波或红外线照射等。①滴鼻法：用芳香通窍的中药滴鼻剂滴鼻，以疏通鼻窍，利于引流。②熏鼻法：用芳香通窍、行气活血的药物，如苍耳子散、川芎茶调散等，放砂锅中，加水 2000mL，煎至 1000mL，倒入合适的容器中，先令患者用鼻吸入热气，从口中吐出，反复多次，待药液温度降至不烫手时，用纱布浸药液热敷印堂、阳白等穴位，每日早晚各1次，每日1次，7日为1个疗程。

（3）穴位疗法。①体针。主穴：迎香、攒竹、上星、禾髎、印堂、阳白等。配穴：合谷、列缺、足三里、三阴交等。每次选主穴和配穴各1～2穴，每日针刺1次。②灸法。主穴：囟会、前顶、迎香、四白、上星等。配穴：足三里、三阴交、肺俞、脾俞、肾俞、命门等。每次选取主穴及配穴各1～2穴，悬灸至局部有掀热感、皮肤潮红为度。此法一般用于虚寒证。③穴位按摩。取迎香、合谷，自我按摩。每次5～10分钟，每日1～2次，或用两手大鱼际，沿两侧迎香穴上下按摩至发热，每日数次。

第六章　中医临证治疗的现代化创新

第一节　半夏厚朴汤合葶苈大枣泻肺汤加减治疗胸膜炎案

胸膜炎（pleurisy）是指由致病因素（通常为病毒或细菌）刺激胸膜所致的胸膜炎症，又称“肋膜炎”。胸腔内可伴液体积聚（渗出性胸膜炎）或无液体积聚（干性胸膜炎）。炎症控制后，胸膜可恢复至正常，或发生两层胸膜相互粘连。临床主要表现为胸痛、咳嗽、胸闷、气急，甚则呼吸困难。多见于青年人和儿童。

一、临床典型案例

李××，男，35岁，于2004年7月14日就诊。患慢性咽喉炎五年，曾服用过多种中西成药（所服用药物药名已记不清楚），就诊前一周因每日食辛辣肥腻食物而咽喉不适感加重。

二、辨证论治

咽部不舒，如有物阻，吞之不下，吐之不出，胸膈满闷，时有恶心感，偶见吐痰，痰白略稠，舌淡苔白腻，脉偏滑。

西医诊断：慢性咽喉炎。

中医诊断：梅核气。

中医辨证：痰气互结。

三、治疗

治则：行气开郁，降气化痰。

方药：半夏厚朴汤加减。

茯苓 30g

法半夏 20g

厚朴 20g

苏叶 15g

白芥子 15g

苏子 20g

牛蒡子 15g

莱菔子 20g

枳实 15g

桔梗 20g

射干 20g

陈皮 20g

生姜 10g

白僵蚕 15g

甘草 6g

共服二十五剂后诸症消除，随访一年未见复发，基本治愈。

按：半夏厚朴汤来源于《金匮要略》，原方主治梅核气，其症为咽中如有物阻，吞咽不下，吐之不出，胸膈满闷，或咳或呕，舌苔白润或白腻，脉弦缓或弦滑。本例患者主症与半夏厚朴汤之主症相符，故用之加减治疗。病机乃痰气互结，故用辛温之半夏燥湿化痰，下气除痞，合陈皮、茯苓、甘草乃二陈汤，燥湿化痰之功颇佳，且重用茯苓 30 克，乃取其健脾化湿之效，使脾气健运则脾无生痰之源；痰气互结，气机不利，故用厚朴、枳实、苏叶行气除满，且枳实苦泄消痰；痰结日久，故配伍苏子、白芥子、莱菔子（即三子养亲汤）、射干、牛蒡子、桔梗、白僵蚕祛痰利咽，使咽部郁结之痰而化，且桔梗苦温，开宣肺气，使郁结之气机通畅；生姜降逆散寒止呕，与半夏配伍则止呕之效颇佳，亦可制约半夏之毒，甘草调和诸药。笔者用半夏厚朴汤治疗过多例慢性咽喉炎患者，皆收到了满意效果。但务必抓住患者咽中如有物阻，舌苔偏白或白腻这一主症。如舌苔黄腻者，非本方所宜，用之会延误或加重病情，这就是辨证之关键。

第二节　甘草泻心汤合白虎汤加减治疗慢性唇炎案

慢性唇炎又称为慢性非特异性唇炎，是唇部的一种慢性、非特异性、炎症性病变。病程迁延，反复发作。

一、临床典型案例

田 ××，男，19 岁，于 2019 年 1 月 29 日就诊。

患者自幼嗜食辛辣食物，常去超市小卖部购买各种辛辣零食吃，故常口舌生疮，大便干结。其母常自购黄连上清丸、板蓝根片、华素片等中西成药给患者服用，时有效时无效。就诊一周前因食辛辣零食数日，下口唇突然红肿疼痛，瘙痒灼热异常，故去当地某医院诊治，医生诊断为：慢性唇炎。为其开具华素片、阿莫西林胶囊等多种中西成药服用五日。

二、辨证论治

下嘴唇红肿，灼热疼痛，瘙痒异常，患处干燥，色暗红而略赤，口干口苦，小便偏赤，大便干结，两日一行，舌红苔薄黄，脉浮细数。西医诊断：慢性唇炎。中医诊断：唇风。

中医辨证：阳明热毒上攻，郁结唇部。

三、治疗

治则：清热解毒，泻胃火。

方药：甘草泻心汤合白虎汤加减。

黄芩 20g

川连 12g

生甘草 70g

苍术 20g

干姜 6g

党参 20g

茯苓 20g

知母 15g

生石膏 80g（先煎）

生地 30g

丹皮 15g

升麻 15g

蒲公英 20g

服二剂后，口唇部红肿，灼热疼痛，瘙痒症状明显减轻，大小便已正常。效不更方，守上方继服三剂，诸症消除而愈。

按：甘草泻心汤来源于《伤寒论》，可用于治疗狐惑病，而狐惑病相当于白塞氏综合征，是一种反复发作于舌唇及生殖器的疾病，患处有溃疡，红肿灼痛。而慢性唇炎患处位于下口唇部，为阳明经所过之处，故可用甘草泻心汤治之。因担心甘草泻心汤清胃火之力不足，加入白虎汤以增泻火之力。

方中重用生甘草 70g、生石膏 80g，清热解毒，泻胃火，生甘草具有激素样作用，轻用调和诸药，重用（30g 以上）清热解毒，抗炎止痛之功显著，重用生石膏 80g，因其辛甘大寒直入阳明胃经，泻胃火之功颇著，川连、黄芩、升麻、蒲公英皆入阳明胃经，可增生甘草、生石膏清热解毒、泻胃火之力；生地、知母、丹皮凉血滋阴清热；党参、苍术、茯苓补中健脾利湿，其中苍术、茯苓可防大剂量生甘草所导致之水肿症状的发生；少佐干姜，以制约众多苦寒之品伤中；因辨证准确，大剂量使用生甘草、生石膏解毒泻心，故见速效。

第三节　黄连温胆汤合天五补心丹加减治疗失眠案

失眠症常见病症是入睡困难、睡眠质量下降和睡眠时间减少，记忆力、注意力下降等。

现在临床医学科学对失眠的认识存在局限性，但是，临床医学家们已经开始根据临床研究，给失眠进行定义，2012 年中华医学会神经病学分会睡眠障碍学组根据现有的循证医学证据，制定了《中国成人失眠诊断与治疗指南》，其中失眠是指患者对睡眠时间和（或）质量不满足并影响日间社会功能的一种主观体验。

一、临床典型案例

孙××，女，46岁，云南大理人氏，于2019年7月14日就诊。

患者自幼体弱多病，待人温和而遇事忍耐，从不轻易发火，常把心事埋藏于心中而为对方着想，故心中甚为压抑而失眠多年。曾服用过枣仁安神胶囊、安定片。服用中药多剂，除服用安定片时能入睡4～5小时外，服用中药及中成药疗效均不佳。

二、辨证论治

刻诊：失眠，每晚入睡不足2小时，形体偏瘦，口干口苦，不思饮食，脘腹胀痛，时有恶心感，面色略赤有暗斑多处，大便干结难行，小便短赤，舌红苔黄腻，脉滑细数。

西医诊断：失眠。

中医诊断：不寐。

中医辨证：痰热扰心，气血不足。

三、治疗

治法：化痰清热，养心安神，补血益气。

方药：黄连温胆汤合天王补心丹加减。

茯苓20g

川连15g

半夏20g

枳实20g

炙甘草10g

竹茹20g

黄芩 20g

陈皮 15g

党参 30g

炒枣仁 50g

夜交藤 60g

当归 20g

龙骨 30g

龙胆 10g

牡蛎 30g

生地 30g

栀子 15g

服上方四剂后，每晚已能入睡 5 ~ 6 小时，口干口苦、小便短赤、大便干结等症状明显减轻，舌苔已基本正常，唯脸上暗斑未见减少，此乃肝气不舒郁结所致。因嫌中药太苦不想继续服用而停药，故嘱咐患者自购加味逍遥丸服两月以消其斑。

按：痰热扰心之失眠（不寐）在临床上较为多见，而不少临床中医因辨证水平有限。一见失眠便用天干补心汤或山归脾汤治之，岂不知中医治病若辨证不准，确实疗效不佳，这需要学习时除立足于教材之外，又同时要跳出教材，博览医书，广读名家之医案，方可见疗效，特别是枣仁、夜交藤务必大剂量用之，否则效果不佳。

因痰热扰心，心主神之功能失司而失眠严重，故用苦寒入心，善清心火而又能清湿热之黄连配伍黄芩、栀子、枳实、竹茹、龙胆、半夏、陈皮清热化痰，泻心火；失眠日久，气血亏耗，故用当归、生地、党参、炙甘草气血双补；心神不安，故重用炒枣仁、夜交藤养心安神，龙骨、牡蛎镇惊安神；茯苓健脾利湿，以绝生湿之源。

第四节　黄芪桂枝五物汤加减治疗带状疱疹后遗症案

带状疱疹后遗症医学术语称为“带状疱疹后遗神经痛”。带状疱疹（Herpes Zoster），俗称“生蛇”“蛇丹”“缠腰火龙”或“蜘蛛疮”“蛇盘疮”，是由一种水痘病毒感染引起的，常见的病毒性皮肤病。儿童在初次感染时，可发生水痘，或隐性感染，此后病毒侵入感觉末端，再经过移动并持久地潜伏于脊髓后根神经节的神经元中，当发生感冒、恶性肿瘤、免疫性疾病、接受放射或化学药物治疗，人体抵抗力降低时，就会诱发带状疱疹。

很多的带状疱疹的患者都会因为没有及时治疗导致后遗症。大部分的后遗症都是遗留神经痛，会让患者总是提心吊胆，不知道什么时候就会突然被疼痛袭击。而且这种神经痛是很多药物无法治疗的，但是中医治疗带状疱疹后遗症的效果很好。

一、临床典型案例

叶 ××，女，75岁，为笔者之好友母亲，于2019年7月12日就诊。

患者患带状疱疹2年，有多年饮酒史，曾数次至富源阳光医院住院治疗。曾注射阿昔洛韦、丹参等注射液，外用阿昔洛韦软膏等软膏，每次均因症状部分改善后即出院，如此反复数次而留下了后遗症，近一周来因右下肢疼痛剧烈而找笔者寻求中医治疗。

二、辨证论治

刻诊：右下肢麻木疼痛，屈伸不利，冰凉感明显，口干口苦，大便干结数日不下，色黑形状如球状，后每日食蜂蜜几勺而略下少许，小便不赤，舌红苔薄黄，脉弦细滑数。

中医诊断：缠腰火丹。

西医诊断：带状疱疹后遗症。

中医辨证：瘀毒日久，寒热错杂，经络不通。

三、治疗

治则：补气活血，清上温下，通络止痛。

方药：黄芪桂枝五物汤加减。

木瓜 30g

桂枝 20g

黄芪 80g

大枣 15g

生姜 15g

赤芍 20g

蜂房 15g

地龙 20g

土鳖虫 15g

乳香 10g

生地 50g

没药 10g

全蝎 10g

龙胆 10g

蜈蚣 3 条

甘草 10g

茯苓 20g

五剂后，疼痛症状明显减轻，守上方继服五剂以巩固疗效。

按：疱疹日久，气血耗伤，故重用甘温之黄芪 80g 补中益气，使中气充足则推动血液有力；寒凝血瘀，经络瘀阻，经络不通故见右下肢麻木疼痛，屈伸不利，冰凉感明显，故用赤芍、土鳖虫、桂枝、木瓜、乳没、地龙活血逐瘀，温经通络，全蝎、蜈蚣、蜂房祛风通络止痛；茯苓、生姜、大枣健脾利湿，调和脾胃；舌苔薄黄，脉弦细滑数，湿热之邪犹存，精血亏耗，故用龙胆清热燥湿，重用生地滋阴补血，且生地甘寒有清热凉血之功效，可防桂枝、生姜之辛温之性助火也。

第五节　龙胆泻肝汤加减治疗转氨酶升高案

转氨酶升高是个很常见的情况，并不一定是肝脏出了问题。因为转氨酶非常敏感，很多因素会引起转氨酶正常值的上下波动，健康人在一天之内的不同时间检查，转氨酶测量结果都可能不一样。

转氨酶是人体代谢过程中必不可少的“催化剂”，主要存在于肝细胞内。当肝细胞发生炎症、坏死、中毒等，造成肝细胞受损时，转氨酶便会释放到血液里，使血清转氨酶升高。通常，体检中主要检查的转氨酶是谷丙转氨酶（ALT）。1% 的肝脏细胞损害，可以使血中 ALT 的浓度增加 1 倍。因此，ALT 水平可以比较敏感地监测到肝脏是否受到损害。

一、临床典型案例

张 ××，男，42 岁，于 2019 年 5 月 18 日就诊。

患者一直在某单位从事接待工作，几乎每日均在外面餐厅吃饭，每顿大酒大肉，已持续十几年。一年前因单位组织去富源阳光医院体检才发现转氨酶升高，一直服用消炎利胆片、小柴胡冲剂、舒肝颗粒、安络化纤丸等中成药数月而疗效不佳，因其与笔者的好友宋某交好，故找笔者寻求中医治疗。

二、辨证论治

刻诊：形体肥胖异常，面色偏暗，口干口苦，两胁胀痛，口中时有恶心，大便黏滞不爽，小便短赤，舌暗苔黄腻，脉滑数。

肝功能检查：谷丙转氨酶（ALT）68.4V/L，谷氨酰转移酶（GGT）为 187.4V/L，总胆固醇 11.2mmol/L，其余诸项基本正常。

西医诊断：转氨酶升高？中医诊断：胁痛。

中医辨证：肝气不疏，湿热郁滞。

三、治疗

治则：疏肝解郁，清热利湿。

方药：龙胆泻肝汤加减。

蒲公英 30g

黄芩 20g

龙胆 12g

生地 30g

山栀 15g

当归 20g

泽泻 20g

柴胡 15g

五味子 30g

白芍 30g

茯苓 20g

郁金 20g

元胡 15g

白术 20g

香附 20g

甘草 10g

丹参 30g

服上方十剂后，ALT、GGT 值转为正常，唯总胆固醇降为 8.6mmol/L，用上方打粉为散继续服用一月以巩固疗效。

按：肝属木，喜条达而恶抑郁，患者多年嗜酒如命，且时时大酒大肉，滋生湿热，导致肝气郁结更甚，湿热壅滞肝胆越发严重，故用柴胡、郁金、香附、元胡疏肝解郁、行气止痛，使肝脏恢复疏泄功能而湿热之邪不壅滞也；龙胆、黄芩、蒲公英、山栀、白术、茯苓、泽泻清热燥湿，健脾利湿，使湿热之邪从小便而解；当归、生地、白芍、丹参补血滋阴，柔肝止痛，防湿热日久耗气伤血；五味子敛阴以降低转氨酶；甘草调和诸药。

第六节　芳香中药在抗新型冠状病毒肺炎（COVID-19）中的应用

新型冠状病毒肺炎（corona virus disease2019，COVID-19）

是一种急性呼吸道传染病，人群普遍易感，已纳入《中华人民共和国传染病防治法》规定的传染病乙类管理，采取甲类传染病预防及控制措施。2020年3月11日，世界卫生组织总干事谭德塞表示COVID–19已具备大流行特征。最新数据显示，截至2021年5月27日，全球216个国家地区报告COVID–19确诊病例已超过16804万，累计死亡349.4758万，病死率为2.0797%，我国共报告COVID–19确诊患者109016例，死亡4892例，其间住院率曾高达82.12%。可见，COVID–19传播速度快，传播能力强，持续时间久，且可通过轻症甚至无症状者传播。

中医药作为世界传统医学的重要组成部分，在疫情期间，无论是早期介入、分类救治还是后期康复，都起着举足轻重的作用，中医药参与救治COVID–19确诊病例的占比达到92%。用芳香类药物制作熏香、枕香、佩香以辟秽防疫的方法沿用至今，此次疫情发生后，芳香中药在其预防及救治过程中应用较广，对阻断病情具有重要意义。笔者重点介绍芳香中药在抗COVID–19中的应用，初步分析芳香中药防治COVID–19可能存在的作用机制，以期为后续COVID–19等疫病的防控治疗及后期基础研究提供参考。

一、中医对COVID–19的辨证论治

COVID–19属于中医“疫”病范畴，发生与五运六气有关，病因为感受“疫戾”之气，病邪特点主要为湿。临床表现为发热、干咳、乏力、呼吸困难，伴有鼻塞、流涕、咽痛、肌痛和腹泻等症状。

根据国家2020年8月19日颁布的《关于印发新型冠状病毒肺炎诊疗方案（试行第八版）的通知》（以下简称《诊疗方案》），

COVID–19患者分为轻型、普通型、重型和危重型，在临床上进行分期分型论治，如表6—1所示，根据患者实际情况予以润燥存津、散热解毒、芳香透秽和宣肺降浊等中医治疗策略。

表6–1　新冠肺炎诊疗方案

<table>
<tr><th>发病阶段</th><th colspan="2">诊疗方案</th></tr>
<tr><td>临床观察期</td><td colspan="2">藿香正气胶囊
金花清感颗粒
连花清瘟胶囊
疏风解毒胶囊</td></tr>
<tr><td rowspan="4">临床治疗期</td><td>轻型、普通型、重型</td><td>清肺排毒汤</td></tr>
<tr><td>轻型</td><td>其他推荐处方</td></tr>
<tr><td>普通型</td><td>宣肺败毒方</td></tr>
<tr><td>重型</td><td>化湿败毒方
喜炎平注射液</td></tr>
<tr><td rowspan="2"></td><td>重型、危重型</td><td>血必净注射液
痰热清注射液
热毒宁注射液
醒脑静注射液</td></tr>
<tr><td>危重型</td><td>参附注射液
参麦注射液
生脉注射液</td></tr>
</table>

中医诊疗方案大多选用含较多芳香中药的中成药或处方防治COVID–19。黄威等通过对武汉市第三医院340例COVID–19出院患者的数据统计分析，发现参与治疗COVID–19的中药共涉及204味，中药治疗选用以温性、辛甘味及归肺脾经为主，治疗上以清热解毒、祛湿化痰为主，以清肺排毒汤为临床常见方，其核心药由藿香、法半夏、陈皮、白术、苍术、茯苓、柴胡、黄芩、杏仁、甘草组成。其中藿香、白术、杏仁等芳香中药在所用204

味中药中使用频次靠前，可见含芳香中药的中成药或处方在中医诊治 COVID–19 中占有重要地位。

二、芳香中药在抗 COVID–19 中的应用

（一）芳香疗法早期预防

目前发现 COVID–19 具有聚集性发病及可通过密切接触传播、呼吸道飞沫甚至气溶胶、消化道传播的特点，临床上发现可利用中药材的芳香疗法进行阻断病毒的传播途径，达到提前防疫的效果。

芳香疗法在 COVID–19 中的主要应用为香佩法和香薰法，通过吸嗅作用于局部或全身，达到抑菌、抗病毒以达防治疾病的功效。

1. 香佩

早在历代疫病发生期间，中药香佩法就被广泛使用，充分发挥了其在时疫预防和治疗中的作用。

COVID–19 发病的关键是新型冠状病毒（severe acute respiratory syndrome coronavirus2，SARS-CoV-2），研究表明由芳香中药制成的香囊有抑制病毒细菌增生、提高机体免疫力、抗流感病毒、改善肺功能等作用，对早期流感病毒预防有帮助。赵鸿等选取檀香、苍术、艾叶、白芷、桂枝、石菖蒲等芳香中药制成香囊，比较中药香囊作用前后空气中自然菌数量，研究结果表明该香囊对金黄色葡萄球菌、绿脓杆菌、大肠杆菌、白色念珠菌均有一定的抑制作用，进一步证明中药香囊对空气中的细菌存在一定的清除作用。此外，研究发现中药香囊通过使佩戴者吸入挥发类物质，刺激人体血清中免疫球蛋白 A（immunoglobulin

A，IgA）、IgG 水平升高，提高机体免疫力，达到预防流感的作用，其功效均与 COVID–19 “湿毒疫” 的核心病机相契合，可用于 COVID–19 的预防。因此，应用中药香囊可提高人体机体免疫力以预防 COVID–19，降低易感人群比例，减轻上呼吸道感染人群症状。

2. 香薰

《本草纲目全集》等书中多处记载，谓凡疫气流传，可将苍术、艾叶、白芷、丁香、硫磺等中药焚烧于室内以进行空气消毒辟秽。香熏消毒是我国传统的防疫方法，历史悠久，多取辛香中药辟秽除疫，现代研究表明药物熏制后抑菌、消毒活性显著。

疫情较为严重的湖北省黄冈市中医院在 COVID–19 传播期间采取香薰疗法进行防疫，用艾条烟熏进行空气消毒，最终实现全院 400 名医护人员零感染的抗疫战绩。

目前临床上多使用对环境消毒的芳香中药有苍术、艾条、板蓝根、藿香等，主要是利用其芳香化湿、清热解毒作用，相比自然通风、空气消毒机更具消毒效果，对降低流感发病率存在明显优势，在一定程度上可阻断 SARS-CoV-2 通过气溶胶传播。李瑞红等使用艾条熏蒸与自然通风、空气消毒机对比，发现艾条熏蒸环境下的流感发病率明显低于空气消毒机，预防流感更具优势。

（二）艾灸干预治疗

孙思邈在《千金要方 · 灸例》中提出：“凡入吴地区游宦，身体上常须三两处灸之，忽令灸疮瘥，则瘴疫温疟毒气不能着人也，故吴蜀多行灸法”。即针对瘟疫疾病，艾灸具有较好的预防作用。目前艾灸在多个 COVID–19 诊疗方案中被推荐使用，主要用于预防和治疗轻型患者。

江西中医药大学附属医院抚生院区隔离病房内使用热敏灸疗法对COVID–19患者进行治疗，发现能明显改善患者症状。黄仙保等对42例COVID–19普通型患者观察热敏灸治疗COVID–19的临床疗效，结果表明热敏灸能够有效减轻患者的负性情绪，改善胸闷、纳差症状，患者接受度较高。

王明洁等针对采取中西医结合治疗的15例COVID–19患者，其中7例采用艾灸辅助治疗，对比两者的疗效，结果表明经中西医治疗效果均不明显，艾灸干预介入后取得满意疗效。而有学者认为，在治疗上，艾灸需要暴露出皮肤，不利于病毒的隔离，因此艾灸应是药物治疗的辅助和补充，适宜COVID–19轻型患者，尤其是疑似病例或居家隔离者。

在预防方面，普通人群可以通过艾灸达到预防和保健的目的。COVID–19患者经及时治疗或自行恢复时，元气大伤，肺脾两虚，利用艾灸的散寒除湿、辟秽化浊的温通特性，在其康复过程中，针灸为主，艾灸为辅，以补益先后天之气。张宜默等研究证明，艾灸能够有效改善阳虚体质人群的亚健康状态。

（三）中药复方全程介入

与西药相比，中药复方存在多成分、多靶点、整体调和、毒性小以及不良反应少的特点，在疾病的不同阶段应用不同的药物处方进行防治。

1. 医学观察期

早期寒湿郁脾，脾失升降，出现乏力伴胃肠不适时，可使用藿香正气胶囊（丸、水、口服液）等；正邪交争，邪伤肺卫，出现乏力伴发热时，可使用清热解毒类中成药，如金花清感颗粒、连花清瘟胶囊（颗粒）、疏风解毒胶囊等。

为科学评价在COVID–19疫情下中药预防性给药对社区人群的干预效果，阎博华等研究显示藿香正气口服液和金蒿解热颗粒联合使用提前干预对社区人群特别是16～60岁人群有明显的保护作用，且能有效提高社区居民预防感冒等呼吸道疾病的保护率。最新研究发现，藿香正气口服液中化合物能通过与血管紧张素转化酶2（angiotensin converting enzyme2，ACE2）结合，作用于多靶点调节多条信号通路，从而发挥对COVID–19的防治作用。

2. 临床治疗期

COVID–19患者80%以上病例为轻型和普通型，重型和危重型的病例数较少，但救治难度大，病死率高。因此，有针对性地及时阻断或逆转其病理性发展进程，阻止病情恶化，对提高治愈率、降低病死率具有重要意义。其中，芳香中药在临床上的诊治主要用于治疗COVID–19轻型、普通型及愈后复阳型患者，重型与危重型患者存在肺功能损害等问题，临床上需采取综合措施干预治疗，促使脏腑功能尽早恢复。

在“防治新型冠状病毒感染的肺炎中医药有效方剂筛选研究”专项中，国家管理局试点开展清肺排毒汤救治COVID–19患者的临床疗效观察，发现清肺排毒汤可作为通用方，对普通型、轻型和重型患者均有明显疗效，在危重症患者救治中也可结合患者实际情况合理使用，该方治疗COVID–19患者的有效率超过了90%。临床发现单用清肺排毒汤、连花清瘟胶囊或金叶败毒颗粒治疗轻型/普通型COVID–19患者明显优于阿比多尔单药治疗。

COVID–19初期轻症患者临床症状仅表现为低热、轻微乏力等，并无肺炎表现，因施以芳香清解、宣肺透邪之法，临床推荐处方为寒湿疫方。COVID–19普通型患者临床表现多为发热、咳嗽、乏力、腹泻等症状，以湿毒、湿热郁阻为主，病情变化迅速，易转变为重型甚至危重型，《诊疗方案》推荐使用宣肺败毒方。大部分患者在此轻型和普通型症状期间及时得到早诊早治，便能提高治愈率，降低病亡率。

《诊疗方案》将 COVID–19 重型患者证型分为疫毒闭肺证和气营两燔证。疫毒闭肺证临床表现为发热面红，咳嗽，痰黄黏少，或痰中带血，喘憋气促，疲乏倦怠等症状，推荐化湿败毒方，目前此方已由黄璐琦院士为领队的第 1 批国家援鄂抗疫中医医疗队（中国中医科学院）研制成化湿败毒颗粒；气营两燔证表现为大热烦渴，喘憋气促，谵语神昏，视物错瞀，或发斑疹，或吐血、衄血，或四肢抽搐，推荐药物组成与清瘟败毒饮相似。

COVID–19 危重型患者一般属内闭外脱证，临床表现为呼吸困难、动辄气喘或需要机械通气等症状，以肺脏和免疫系统损害为主，其他脏器因基础病不同而不同，多为继发性损害。《诊疗方案》推荐处方为人参 15g、黑顺片 10g（先煎）、山茱萸 15g，送服苏合香丸或安宫牛黄丸；推荐中成药为血必净注射液、热毒宁注射液、痰热清注射液、醒脑静注射液、参附注射液、生脉注射液、参麦注射液等。

COVID–19 恢复期患者具备脏腑风湿形成的 3 个基本要素，故可根据脏腑风湿理论辨证论治，在辨治中要注重祛外感之伏邪戾气，可散邪、透邪、托邪，该阶段患者体质多为痰湿，故治疗上以芳香化湿为主，可选用藿朴夏苓汤加减。方中藿香、白豆蔻、杏仁等芳香类中药起主要疗效，用以疏化除湿、宣降肺气。

三、芳香中药干预 COVID–19 的潜在机制

中药干预 COVID–19 的潜在作用机制为降低机体炎症因子表达，抑制细胞因子风暴，减少氧化应激—自由基堆积和细胞凋

亡以及改善机体免疫功能。目前通过对 COVID–19 发生机制的研究发现抗炎与抗病毒可能是治疗的关键。以槲皮素、木犀草素、山柰酚这几种成分和 IL、TNF 靶点—通路出现频次最高，处方中核心化合物均与 SARS-CoV-23CL 水解酶（SARS-CoV-23C-like protease，Mpro）、ACE2 有较好的结合力。

(一) 抗炎与抑制细胞因子风暴

患者感染 SARS-CoV-2 后机体内抑制炎症细胞因子分泌增加，诱导促炎因子细胞的浓度增加，炎症反应出现，对肺等器官损害，使病情加重。

诸多实验研究显示，首先血必净注射液通过调节人体过激的免疫炎症反应，抑制炎症因子风暴进而减轻免疫、炎性损伤来保护机体重要器官；其次血必净注射液作用于病毒必需蛋白 Mpro 及人体受体 ACE2 而产生一定的抗病毒作用。金花清感颗粒能够明显降低患者血清 C– 反应蛋白、γ 干扰素等细胞因子水平，增强免疫功能，对流感风热犯肺证有很好的疗效。防风通圣丸由防风、荆芥、连翘、麻黄等 17 味药组成，具有解表通里、清热解毒的功效，可有效降低血清 TNF-α 、IgE 水平，发挥抗炎、抗过敏及免疫调节作用。

(二) 抗病毒

临床数据显示病毒在早期的大量复制可能与疾病严重程度有关系。病毒感染导致大量炎症因子的释放，激活患者机体凝血级联反应，破坏血管内壁结构和影响凝血系统正常功能，导致大量静脉血栓形成并引起肺栓塞，加快 COVID–19 的进程。

体外实验证明连花清瘟胶囊可以通过抑制病毒复制和减少

宿主细胞的细胞因子释放而发挥作用，钟南山院士团队发现，在非洲绿猴肾细胞 VeroE6 细胞中连花清瘟胶囊可以抑制 SARS-CoV-2 的复制、影响病毒的形态，并且在 mRNA 水平上显著抑制促炎细胞因子，包括 TNF–α 、IL–6、CCL2/ 膜辅蛋白 -1 和 CXCL-10/ 中间纤维蛋白 -10。柴银颗粒中黄芩苷、荜澄茄素、黄连碱等成分作用于神经营养性酪氨酸激酶 2 型受体、蛋白激酶 Cα 、TNF 等靶点，从而抑制冠状病毒的侵袭和复制，增强宿主的免疫能力，实现机体抗病毒感染。

（三）改善机体免疫功能

研究结果显示，SARS-CoV-2 感染是 COVID–19 的始动因素（COVID-19 是由 SARS-COV-2 引起的以肺为主要靶器官的全身多器官损伤性疾病），病情的严重程度与感染的病毒量和自身的免疫功能有关。大多数患者在辅助治疗下可通过自身免疫功能清除病毒、修复炎性损伤而痊愈，少数患者病情严重，甚至死亡。

湖南省在防治 COVID–19 期间，发布湖南二号方，该方主要针对老年人和儿童。主要是因为老年人免疫力下降，而儿童免疫系统还未完全发育。因此，老年人、儿童及体虚者成为防治 SARS-CoV-2 感染的重点关注人群。湖南二号方重在培固正气，兼以辟秽化湿、清解热毒，全面提升人体免疫功能。COVID–19 感染患者治疗后核酸转阴，但因个体免疫力低下，病毒复燃或再次感染病毒易出现复阳现象。因此，通过中医药干预提高人体免疫力对于 COVID–19 的防治具有积极的意义。

结束语

辨证论治是中医临床诊病之圭臬，明确证的基本特点，并遵循一定的辨证原则，有利于提高诊断结果的准确性，从而为处方用药提供可靠的依据。

笔者通过二十余年的中医临床工作，总结出中医辨证的原则如下。

(一) 整体合参

整体合参是辨证的首要原则，中医的辨证施治以整体观为重要指导思想，认为人体内部五脏六腑与外在形体官窍为一个有机联系的整体，如目、筋、爪甲等体表部位的问题多责之于肝。且强调外界环境对人体的影响，故除了要辨人的症状和体征外，还应考虑人以外的因素如季节气候、社会因素等，将其作为症的范畴来分析，以更早、更全面地认识疾病。除了传统意义的四诊合参外，将现代的影像检查、理化指标等微观指标纳入辨证系统，以弥补传统辨证的不足，亦是整体合参原则在中医临床辨证上的探索与创新运用。

(二) 动静统一

因证具有动态性，所以医者亦应动态地进行辨证，不可陷入机械静止的泥潭，如风寒束肺证易于化热入里而转为肺热证，肝郁气滞证日久容易郁而化热而转为肝热证等。故在辨证时，既要看到当下易于察觉的“显证”，又要能够洞悉易于疏漏的“潜证”，甚至能够预测将来之证。此外，证除了有在时间维度上的发展转化，亦有空间上的动态变化，如因气血津液等精微物质及其病理产物升降出入异常而致的上逆、下陷、外散、内郁之证，即胃气上逆、脾气下陷、阴阳离散、肝气郁结等。而且，证的变化多是在量变的基础上实现质变，且受特定时间与空间的影响。

（三）因人制宜

中医的辨证，常在掌握病证一般规律的基础上，更注重个体的特殊性（差异性），故应该个性化地辨证施治，即因人制宜。如“瘦人阴虚而多火”“肥人阳虚而多痰”“肥贵人虽形体丰满而腠理疏松”以及“女人以肝为先天、男子以肾为先天”等，皆体现了中医辨证对个体差异性的重视。此外，新兴的生物—心理—社会医学模式的日趋引人重视，亦证实了医学所研究的对象，不仅仅是作为生物体的人，更是处于社会环境中且有着复杂心理活动的人。因此，辨证时亦应考虑到不同个体的复杂心理活动或社会角色等对机体气血阴阳等的特殊影响。

（四）辨证求本

辨证求本，就是寻找出发病的根源，这是辨证的一个基本原则。疾病的发生发展，一般是通过若干症状表现出来的，而这些症状通常只是表面的现象，而非内在的病理本质。因而在辨证时，要在中医学理论的指导下，全面、深入地进行分析，才能透过现象看本质，找出疾病的根本原因。如头痛患者，虽头部刺痛、部位固定、舌质偏暗，但面红目赤、其色如醉，且急躁易怒、头重脚轻，那么根本原因则在于肝气郁结，郁而化火，火热炎上，引气血上冲而瘀滞于脑络所致，而非仅为瘀阻脑络。此便是“辨证必求于本”的临床意义所在。此外，由于某些疾病发生发展之初，症状常较为单一或尚未出现，即潜证多而显证少，如面瘫在起病时常以局部症状为主，而少见可用于辨证的全身性症状，从而造成了“无证可辨”的假象，故诊断时更应遵循辨证求本的原则，深入分析，剥丝抽茧，方能识得发病之本源。

（五）病证结合

证的形成是一个发展过程，只有当病邪侵袭机体，机体的反应达到一定程度时，才会出现一定的临床表现，形成所谓的“证”，因而“证”是“病”发展到一定阶段的必然结果。此外，不可小觑的是，“证”在形成之前，其实机体已经存在某种病理变化趋势，虽然未构成传统意义上的证，然而已有证的先兆，称为“前证”；证在形成后机体可出现不同的临床表现，有的明显，有的不明显，可将之分为无候之潜证和有候之显证。然而，因临床上多以四诊资料作为辨证的依据，而辨证的结果常是显证，故常忽视对“前证”和“潜证”的有效辨识，故无法采取及时有效的干预措施。为了解决临床“前证”期无症可辨及“潜证”期无证可辨的情况，只要熟练掌握疾病发生、发展的一般规律，便可对疾病不同阶段的特殊证候了然于胸，故辨证时务必结合辨病。

综上，由于证具有绝对动态性与相对稳定性，其中动态性说明证可瞬息万变，故它有急之性；稳定性则提示有时证的变化并不会太大，且有特定规律可循，故也有缓之性。因此，证有缓急之性，应动静统一地进行辨别。同时，因证亦有模糊、兼杂、隐匿与整体的特点，因而辨证时也要整体合参、病证结合、辨证求本，才不至于无证可辨、无从入手。此外，证所特有的人体性

(专属性)，则启示医者必须个性化地进行辨证，即“因人制宜”。总之，辨证应遵循整体合参、动静统一、因人制宜、辨证求本、病证结合的原则，如此方能提高辨证论治的水平，从而促进临床疗效的提升。

参考文献

[1] 杨凯晶，于淼，薛一涛 . 中医药治疗心力衰竭及其对心肌组织 ATP 含量影响的研究进展 [J]. 世界中医药，2021，16(08)：1320-1323，1332.

[2] 付浩然，戴国华，高武霖，等 . 中医辨证论治能力提升数字化研究示范性病种的选择思路与方法 [J]. 世界科学技术 - 中医药现代化，2021，23(04)：1205-1210.

[3] 刘朝臣 . 中医辨证治疗糖尿病肾病的临床疗效分析 [J]. 中国实用医药，2021，16(09)：161-163.

[4] 吴承玉，骆文斌，孙鹏程，等 . 藏象辨证体系的理论构建研究 [D]. 南京：南京中医药大学学报，2021，37(02)：175-178.

[5] 张宇鹏 . 中医辨证思维框架探析 [J]. 中国中医基础医学杂志，2021，27(01)：4-9.

[6] 卢晓婷，殷东风，高宏，等 . 中医针刺治疗癌性疼痛的研究进展 [J]. 实用中医内科杂志，2021，35(03)：37-40.

[7] 于清华，刘淑荣，陈松柏，等 . 心衰中医辨证存在的问题与对策 [J]. 世界科学技术 - 中医药现代化，2020，22(08)：2936-2941.

[8] 詹杰，邓丽金，翁慧，等 . 中医辨证的原则 [J]. 天津中医药，2020，37(04)：394-397.

[9] 刘禹．中医辨证治疗方法在急诊眩晕中的应用 [J]. 世界最新医学信息文摘，2019，19(36)：167，172.

[10] 王宝刚，吕东梅．中医辨证治疗牛皮癣 100 例研究 [J]. 中医临床研究，2018，10(27)：5-7.

[11] 丁明广．中医辨证治疗慢性肾功能衰竭 [J]. 世界最新医学信息文摘，2018，18(35)：149，154.

[12] 孙远超．中医辨证治疗类风湿关节炎的疗效观察 [J]. 中国医药指南，2017，15(34)：180-181.

[13] 高东．中医辨证治疗胃食管反流病的临床观察 [J]. 中西医结合心血管病电子杂志，2017，5(16)：188-189.

[14] 陈媛儿，徐晓燕，冯莺．中医辨证施护临床决策支持系统的设计 [J]. 全科医学临床与教育，2017，15 (02)：228-231.

[15] 罗智聪，黄继康，谢元斯．中医辨证治疗支气管扩张合并反复咯血的疗效 [J]. 深圳中西医结合杂志，2016，26(08)：46-47.

[16] 师江红．中医辨证治疗冠心病患者的临床疗效分析 [J]. 基层医学论坛，2016，20(06)：800-802.

[17] 陈玉铭，任晶璟．中医药治疗发热体会 [J]. 中医研究，2014，27(02)：54-55.

[18] 梁晓春，孙华．中医学 [M]. 北京：中国协和医科大学出版社，2019.

[19] 李卫红，徐雅．中医学 [M]. 北京：中国医药科技出版社，2018.

[20] 史尚瑞，赵胜，魏晋生．中医学 [M]. 延吉：延边大学出版社，2017.

[21] 严健民 . 原始中医学理论体系十七讲 [M]. 北京：中医古籍出版社，2015.
[22] 陈小野 . 中医学理论研究 [M]. 北京：中医古籍出版社，2000.
[23] 崔姗姗 . 中医基础理论学用速记 [M]. 郑州：河南科学技术出版社，2017.
[24] 吴筱枫 . 实用中医辨证诊疗学 [M]. 汕头：汕头大学出版社，2019.
[25] 谭柳纯 . 肝病中医辨证护理 [M]. 北京：中国中医药出版社，2017.
[26] 徐建，招萼华 . 中医辨证论治之路 [M]. 上海：上海科学技术出版社，2017.
[27] 王天芳 . 中医辨证论治学基础 [M]. 北京：中国中医药出版社，2016.
[28] 李昌提 . 中医辨证论治方略 [M]. 北京：中医古籍出版社，2015.
[29] 李英辉，李德隆 . 数字化中医辨证方法与系统性对症治疗 [M]. 厦门：厦门大学出版社，2018.
[30] 刘俊，陈云志 . 中医舌诊入门与病案全解 [M]. 北京：人民军医出版社，2015.
[31] 孙晓慧，刘中景 . 病毒性肝炎与中医辨证论治 [M]. 北京：科学技术文献出版社，2015.
[32] 朱进忠，朱彦欣 . 朱进忠老中医辨证论治方法荟萃 [M]. 太原：山西科学技术出版社，2016.
[33] 陈可冀 . 中医辨证论治 [M]. 南京：江苏科学技术出版社，2011.

[34] 王秀兰 . 眼科常见疾病的中医辨证治疗 [M]. 兰州：甘肃科学技术出版社，2014.

[35] 张天奉 . 中医辨证路径解析 [M]. 北京：中国协和医科大学出版社，2009.

[36] 梁华龙 . 中医辨证学 [M]. 北京：人民军医出版社，2009.

[37] 刘兰芳 . 中医辨证治要 [M]. 北京：金盾出版社，2008.

[38] 何清邻 . 现代中医临床 [M]. 长春：吉林科学技术出版社，2019.

[39] 路侠 . 现代中医临床应用 [M]. 长春：吉林科学技术出版社，2019.

[40] 任宪雷 . 现代中医临床诊疗 [M]. 北京：科学技术文献出版社，2019.

[41] 刘敬霞 . 中医临床研究进展 [M]. 北京：中国中医药出版社，2018.

[42] 崔昊震 . 中医临床综合基本技能指导 [M]. 延吉：延边大学出版社，2018.

[43] 马英锋，夏铂 . 中医临床科研思路与方法 [M]. 北京：中国中医药出版社，2019.